Les soignants oubliés

Libre champ

Collection dirigée par Jérôme Martin

Cette collection, qui regroupe essais et écrits personnels, est ouverte à toute représentation de réflexions d'ordre sociétale. Délibérément actuelle.

Déjà parus

Valère STARASELSKI, *Loin, très loin de Jean-Luc Mélenchon… Du Pape François à Domenico Losurdo, penseur du communisme. Chroniques 2013-2023*, 2024.

Francine SUMMA, *Les débuts du mariage furent relativement heureux*, 2024.

Denis DESPRÉAUX, *Mes années Macron. En diplomatie scientifique et universitaire*, 2024.

Steve GUYOT, *24 H. Essai critique de la Quotidienneté*, 2024.

Philippe SOLA, *Le Juif et le nazi. Métaphysique de l'antisémitisme*, 2024.

Sous la direction de
Barbara Blanchine

Les soignants oubliés

décembre 2019 - décembre 2023

L'Harmattan

5-7, rue de l'École-Polytechnique ; 75005 Paris
http://www.editions-harmattan.fr
ISBN : 978-2-336-45126-8
EAN : 9782336451268

« Le monde ne sera pas détruit par ceux qui font le mal, mais par ceux qui les regardent sans rien faire. »

Einstein (1879-1955)

Tous les prénoms ont été modifiés afin de préserver l'anonymat.

Chacun des collaborateurs de cet ouvrage s'est engagé à respecter l'anonymat des membres du collectif et écrit en son nom et non en celui d'une institution.

PRÉFACE

17 novembre 2019, premier cas de Covid-19 apparu en Chine à WUHAN. En France, le virus arrivera au mois de janvier 2020 : le 24 janvier 2020, les trois premiers cas de Covid-19 sont recensés. C'est le début d'un virage politique, économique et social en France. Nous ne savons pas encore quelle sera l'évolution de cette maladie pour laquelle les médias en décrivent les plus graves effets chaque jour, ajoutant une atmosphère de psychose dans une société déjà plombée par les différents scandales politiques et autres luttes sociales ignorées par les gouvernements qui se sont succédé. Il se trame quelque chose derrière la campagne de communication de la classe politique, mais quoi ? Nous ne savons pas encore. Et déjà, le premier scandale éclate : où sont passés les stocks stratégiques de masques et de surblouses que l'État est censé maintenir ? La psychose face à cette maladie s'installe petit à petit dans les esprits.

Mars 2020, premier confinement décidé par le gouvernement. Pas plus d'une heure par sortie. Pourquoi une heure ? Pas de réponse. La « pandémie » est censée être très grave, mais déjà le nombre de décès dû au Covid interroge et laisse parfois circonspect. L'est de la France semble plus touché que l'Ouest. Au cours du second semestre de l'année 2020, nous commençons à entendre dans les médias l'arrivée prochaine d'un vaccin pour tenter d'enrayer la pandémie.

L'été 2020 est aussi le début des manifestations contre les injections expérimentales et la défense du droit dont chacun dispose de se faire injecter ou non. En tant qu'avocat, mon avis sur le Covid commence à se faire, aidé par mon épouse fonctionnaire hospitalier et nécessairement au plus près de la maladie à l'hôpital, et donc au plus près des réalités. C'est à ce moment-là que je commence à m'interroger sur la gestion de cette crise sanitaire. Les pouvoirs publics changent leur explication et considèrent désormais que les injections permettraient d'éviter les formes graves et non plus d'éradiquer la maladie. Nous arrivons au deuxième ou au troisième variant du virus qui ne tue plus et qui ne provoque plus de formes graves. Pourtant, le discours étatique est toujours d'injecter la population en masse. Nous commençons à comprendre alors qu'il faut écouler les stocks de vaccins commandés par les différents États du globe. Les manifestations hebdomadaires apportent beaucoup de monde. J'en fais partie non pas en tant qu'avocat, mais en tant que citoyen, jusqu'au jour où mon œil est attiré par une pancarte d'un soignant sur laquelle est écrit « Où sont les avocats ? ». Pourquoi une telle pancarte ? Tout simplement parce que les soignants savent qu'ils sont sur la sellette. L'obligation vaccinale obligatoire pour les soignants et les accompagnants des personnes âgées pointe.

L'avenir donne raison à leur crainte, ils sont soumis à l'obligation vaccinale à compter du **15 septembre 2021**, sinon, c'est la suspension.
L'ignominie du gouvernement ne s'arrêtant pas là, la suspension de leur fonction s'accompagne également de la perte de leur salaire. Tous les soignants qui ne veulent pas se faire injecter se retrouvent au pied du mur au cours de l'été 2021 alors même que les manifestations pour la liberté vaccinale de chacun battent leur plein. En tant qu'avocat, il faut donc agir. Avec trois de mes consœurs et en contact avec d'autres trop rares confrères de toute la France, des actions en justice sont engagées pour dénoncer cette manœuvre politique. Hélas, aucune juridiction ne donne raison aux avocats, et ce, alors que l'obligation vaccinale

est contraire aux règles européennes et internationales les plus élémentaires en la matière. Il n'est pas possible d'injecter une substance expérimentale à un patient sans son consentement. Et expérimentaux les vaccins le sont puisque les autorisations de mise sur le marché ne sont que provisoires, les autorités européennes attendant les résultats des effets des vaccins. À cette époque, toutes les procédures judiciaires aboutissent à un échec, les Tribunaux préférant voguer dans le sens du vent, trouvant toujours un axe de motivation en faveur de la vaccination.
À partir du 15 septembre 2021, beaucoup de soignants commencent une bataille. Celle des soignants contre le gouvernement et ses instructions toutes aussi absurdes les unes que les autres. Des soignants très attachés à leur travail doivent donc le quitter du jour au lendemain et après des semaines de harcèlement acharné par leurs supérieurs hiérarchiques pour les inciter à se faire vacciner, perdant ainsi toute rémunération ou aide financière. Une situation inédite en France où finalement l'humain n'est désormais plus pris en considération et où une seule chose compte, écouler les doses de vaccins commandées par la France et l'Europe. De plus, nos soignants sont méprisés par une frange, heureusement minoritaire, de la société française qui les considère comme des « anti vax » voire des « complotistes ». Nos soignants sont pourtant des humains qui œuvrent pour la santé des patients. Le temps qui passe leur donne raison au regard des nombreux effets secondaires qui apparaissent juste après les injections anti-Covid, tout comme le décès de personnes en bonne santé dans les heures qui suivent les injections anti-Covid, ou encore certains médecins absolument opposés à faire le lien entre effets secondaires et injection anti-Covid.

Au jour où je rédige cette préface, encore certains soignants n'ont pas repris leur fonction parce que soit ils ont démissionné, soit se sont reconvertis, ou ont demandé des disponibilités. Un collectif de soignants a tenu à sceller une période de l'histoire de France avec cette crise sanitaire. Cet ouvrage permet d'une part aux soignants d'exorciser ce qu'ils ont vécu et d'autre part de porter un regard sur la période qu'ils ont passée pendant ces trois années. C'est également l'occasion pour eux d'envisager l'avenir. Je ne peux que remercier tous les soignants qui ont fait confiance aux avocats pour la défense de leur liberté. Pourtant, un goût amer m'habite quant à toutes ces procédures, du fait que les juridictions françaises n'ont pas réussi à assumer leur rôle de contrôleur de conventionnalité de la loi.

Ces soignants se mettent à nu concernant ce virus et ses conséquences.

Bonne lecture.

Edouard, avocat. Décembre 2023

SOMMAIRE

INTRODUCTION

Pour accéder au titre de Docteur en médecine, mon parcours a été long et difficile, rempli de travail, semé d'embûches et de coups durs (concours d'entrée, concours de l'internat de spécialité, premières gardes, premiers morts, premières engueulades avec mes professeurs…). Mais, j'ai toujours tenu bon. Une force en moi était là et ne m'a jamais quittée. Pourquoi ? Car j'aime « mes » patients comme j'aime « mon » métier.

Et puis d'un coup, « on » (et celui-là je ne l'avais encore jamais vu) m'a dit : maintenant, si tu ne te plies pas aux exigences gouvernementales y compris sur ton propre corps, tu « dégages » ! « On » s'est exclamé : « DEHORS ! ». Le « on » a même rajouté :

« Je ne veux plus vous voir, Docteur Barbara ! Interdiction de remettre un pied dans l'hôpital si vous n'êtes pas vaccinée contre le Covid-19 (CoronaVirus Disease) ! On est en pleine crise, je vous le rappelle, en pleine crise sanitaire ! »

Alors, je suis sortie. Sortie du bureau du « on » et j'ai quitté aussi le mien. C'est ce qui s'appelle prendre la porte. Enfin, je ne l'ai pas prise, je l'ai juste poussée. Et je suis rentrée… chez moi. Je me suis assise dans mon canapé et j'ai attendu. « On » ne m'a jamais rappelée.

Qui est-ce « on » ? Le « on », c'est mon cher directeur de l'hôpital, le grand pardon… Euh, le grand patron.

La date ? **Le 14 septembre 2021**.

Le lendemain, je suis toujours avachie sur mon canapé. Une avachie suspendue. Perdue. Perte de sens, de mon identité professionnelle, de mes valeurs, de ce qui était mon moteur, mon élan vital.

J'ai alors besoin de comprendre. Non pas ce qui se passe dans la tête du « on » et des autres « on » qui dirigent notre pays, mais comprendre ce que peuvent éprouver les « autres », mes collègues soignants suspendus comme moi :

Mikeline, Léonie, Émile, Ludovic, et Pauline.

Au vu de cette crise sanitaire sans précédent, il est donc impératif pour nous de laisser une trace.

Voici notre histoire, ou plutôt nos histoires.

L'AVANT

– Parcours de vie —

Barbara
(Médecin hospitalier)

Déjà 46 ans. Je vous l'ai dit, je suis médecin. Où ? En France. Médecin hospitalier.

Mon métier ? J'essaie de comprendre ce qu'il se passe dans le corps et le cerveau des gens et, après 13 ans d'études et 15 ans de « services » (censés être bons et loyaux), je ne sais toujours pas. Surtout en cette période trouble : crise sanitaire, Covid, vaccin, danger, confinement, peur, rester chez soi, obéir, rentrer, sortir, assis, debout. Ouaf ! Ouaf !

Toutes ces années de travail pour arriver juste à « faire ce qu'on nous dit de faire ». S'efforcer de ne plus réfléchir. Paradoxalement, cela me paraît plus fastidieux que de réfléchir. Qui l'eût cru ?

Pourquoi ai-je fait médecine ? Parce que je voulais faire de l'humanitaire ? Oui, c'est en partie vrai. Parce que je voulais comprendre comment fonctionne le corps humain, comment et pourquoi on marche, on lève un bras en l'air, on respire, pourquoi on vit, pourquoi on meurt ? Est-ce inéluctable ? Comprendre, oui, cela a été naïvement un moteur durant mes longues études. Mais avec du recul, je m'interroge : comprendre la vie, cela s'apprend-il dans les manuels de médecine ? Autre facteur de mon choix professionnel : me « sortir » de ma condition familiale : elle était difficile à l'époque de ma post-adolescence et je désirais à tout prix réussir mes études pour gagner ma vie (même si l'argent n'a jamais constitué un moteur en soi) pour pouvoir partir et ne plus dépendre de mes parents qui se déchiraient.

Voilà quelques pistes : humanitaire, besoin d'apprendre et de comprendre, quête d'autonomie. Derrière ces « banalités », si je creuse davantage, les raisons qui m'ont poussée à faire médecine sont d'un autre ordre, je pense. Mais plus douloureuses à exprimer, car intimes.

Je suis née malade. Ensuite, je suis une enfant souvent malade, une adolescente dispensée de sport, une jeune adulte encore malade puis une femme enceinte malade puis une maman malade. Ma jeunesse est entachée de problèmes de santé. Très jeune, j'ai le sentiment que la vie ne tient qu'à un fil. Un fil sur lequel il va falloir avancer, sans tomber, car point de filet, point de clowns et point d'applaudissements. Alors, j'ai l'idée naïve et saugrenue de vouloir faire des études de médecine. Malgré la difficulté de la tâche pour moi, petit vermisseau, je ne lâche pas cette envie devenue presque une obsession. Je crois qu'en étant médecin, je passerai de « l'autre côté »… du bureau. Certes, j'y arrive. Mais cela ne me préserve pas vraiment.

Je sais maintenant qu'un bureau, même de médecin, est fragile. On peut basculer à tout moment d'un côté comme de l'autre du bureau. Je fais donc des allers-retours entre deux fauteuils : un coup, j'écoute sagement le médecin qui me parle, un coup, c'est moi le docteur, le chef ! Celui qui dirige les malades. En fait, on ne commande rien du tout. Cependant, le fait de connaître les deux sièges me permet sans doute d'être un peu plus à l'écoute, empathique. Je me rends compte avec du recul que j'aime ce que je fais, j'aime soigner mes patients, j'aime les rapports humains, je prends du plaisir à aider, à être utile aux autres, à redonner les soins que des médecins exceptionnels m'ont prodigués des années auparavant durant mon enfance fragile. Cela donne du sens à ce que je fais et ça, personne ne pourra me l'enlever.

Enfin, c'est ce que je croyais avant. Avant le **15 septembre 2021**.

Mikeline
(Infirmière libérale)

Je grandis dans une famille de « cas soc' ». C'est comme cela que l'on dit, je crois.

Dans mon enfance, je ne connais pour ainsi dire que la précarité. Il n'y a pas de place pour le superflu. Je n'ai pas d'activité extrascolaire, nous ne partons pas en vacances, je n'ai pas accès à la culture non plus. Il n'y a pas de livres chez nous. Pour manger, nous allons chercher des colis alimentaires aux restaurants du cœur. Je grandis dans une fratrie de quatre enfants. L'ambiance au sein du notre foyer n'a rien de chaleureuse. L'amour, la joie ou la sérénité n'y règnent pas. Il n'y a rien de sécurisant. Mon père est un homme très violent. En parole et dans ses gestes. Il faut raser les murs en permanence. Un rien le fait exploser et alors une déferlante de violence s'abat sur celui ou celle qui se trouve au mauvais endroit, au mauvais moment. À de nombreuses reprises, j'ai cru qu'il finirait par nous tuer. Ma mère n'intervient pas vraiment. Même lorsqu'il commet le pire, elle ne fait rien. Pire encore, elle étouffe l'affaire pour que mon père n'aille pas en prison. Je constate alors que nous pouvons enfreindre les règles. Je sais bien désormais que ma mère n'avait pas les ressources nécessaires en elle pour agir différemment. Elle était bipolaire. Nous vivons donc au gré de sa thymie, entre euphorie et tentative de suicide.

Mes parents font partie d'une secte. Chaque mardi soir et chaque dimanche matin nous nous rendons à des rassemblements de la communauté. Nous sommes exclus et stigmatisés. Plus je grandis, plus je trouve cela difficile et douloureux. Je suis une enfant effacée, je joue peu. Je ne me sens à ma place nulle part.

Au collège, je ne suis pas une mauvaise élève, mais une adolescente que je qualifierais aujourd'hui d'écorchée. Insolente, extravertie, agitée, glandeuse… En souffrance. Je suis vouée à un avenir peu prometteur, certainement à un avenir de « cas soc' ». Paraît-il que nous reproduisons les schémas familiaux ? « Cas soc' » de mère en fille…

Les épreuves et les drames familiaux se succèdent… Je prends bien entendu grand soin de ne jamais rien laisser paraître. C'est une sorte d'obligation implicite.

Le lycée est pire. J'ai une clique d'amis atypiques : une asiatique, une « rebeu », un pédé et un beau gosse. Les mercredis et le week-end, je bois, de l'alcool, énormément d'alcool. Je retrouve aussi ma meilleure amie qui l'est restée vingt-cinq ans après. Nous faisons vraiment n'importe quoi. Nous avons ce que l'on appelle des conduites à risque. Les épreuves et les drames familiaux se succèdent, encore et encore…

Une fois mon bac général miraculeusement en poche, je quitte le domicile de mes parents de façon définitive. J'ai droit à une bourse. Là, s'enchaînent de longues années d'errance et de difficultés : deux ans en faculté de droit, suivis d'une formation de conseillère en économie sociale et familiale et obtention d'un BTS. Puis, stop les études ! Je m'effondre. Que voulez-vous ? La formation, mon boulot d'étudiante presque à temps plein, l'alcool, le cannabis et bien entendu les drames familiaux, encore et encore… Mais je porte toujours mon masque, pour que rien ne se sache.

Me voilà alors sur le marché du travail. J'enchaîne des boulots alimentaires. Je ne rechigne pas à la tâche. Pour autant, je ne m'épanouis pas, je gagne peu d'argent. C'est écrit depuis toujours. Je pense qu'en effet, ce que l'on m'avait implicitement rabâché toute ma vie est finalement vrai… « Cas soc' » de mère en fille…Et bien entendu, les non-dits, les drames familiaux, encore et encore…

Je me dis souvent que dans la vie, il doit y avoir pour chaque individu un quota de souffrances et que lorsque celui-ci est atteint, la roue tourne. Je crois alors naïvement qu'avec l'arrivée de mon mari dans ma vie, la roue, pour moi, a enfin tourné. Je ralentis fortement mes consommations d'alcool et de cannabis. J'ai un petit boulot. Tout va bien. Nous attendons un enfant. Nous allons nous marier, notre maison est en construction.

Puis c'est le drame. Le pire drame de ma vie de femme, de ma vie de maman. Je comprends qu'il faut aller rapidement aux urgences. « Le col est modifié, faites l'injection de corticoïdes ». Je sais ce que cela veut dire. Mon bébé va naître à tout juste six mois et demi de grossesse. Notre petite fille va-t-elle vivre ? Je ne sais pas à ce moment-là que c'est possible. Je reste sept semaines et cinq jours assise dans le fauteuil de son box. Je la garde contre moi, en peau à peau. C'est le premier combat de sa vie. Combat infiniment douloureux. Tellement injuste. Elle a dix ans aujourd'hui. Elle n'a aucune séquelle. C'est une enfant jolie, intelligente, pleine d'humour, excellente élève. Ma fille est une battante, une vraie petite guerrière.

À l'époque, sa naissance me donne des ailes, des ressources que je ne me soupçonnais pas. Il est inconcevable que mon enfant ait la vie que j'ai eue ni qu'elle manque de quoi que ce soit. « C'est décidé ! Je m'inscris au concours infirmier ! » J'achète des livres pour travailler l'examen. Coup dur. Mes lacunes sont importantes. Je paye le prix de mon désinvestissement scolaire passé. Qu'à cela ne tienne, j'embauche un professeur pour m'aider. Quelle surprise ? Je réussis le concours, du premier coup et avec brio. C'est parti pour trois années d'études. J'ai bon espoir, je vais m'en sortir.

Je trouve l'école infirmière difficile, mais c'est une révélation. Révélation que je n'attendais pas. Je m'épanouis enfin. Mes résultats sont excellents. Je réussis naturellement. Facilement. C'est déconcertant, mais si évident : je suis faite pour ce métier ! Je ne me suis jamais sentie aussi bien. Je suis enfin à ma place. Après tant de difficultés et d'échecs. Je trouve mon « ikigai » : cette passion pour laquelle vous êtes douée et qui vous permet de gagner votre vie. Infirmière : une profession utile pour la société, qui vous grandit et qui vous fait gagner chaque jour un peu plus en humanité.

À partir de là, ma vie est parfaite. Je suis mariée, mon enfant va bien. J'ai tout ce dont je rêvais. Je donne naissance à un autre enfant. Comble du bonheur, un petit garçon. Que demander de plus ?

J'ai maintenant 39 ans.

Tout va bien, je m'en suis sortie.

Je suis heureuse.

Léonie
(Auxiliaire puéricultrice, maternité, hôpital)

Pourquoi le choix de cette profession ?

Pour chaque sourire que j'y trouve, pour chaque main que je serre, pour chaque jeune maman que je réconforte, pour chaque bébé qui naît. Oui, je fais ce travail pour tous ces moments de vie.

J'ai actuellement 33 ans. Je sais déjà que ce métier-là, au-delà d'être ma profession, est pour moi une véritable vocation.

Je commence toute jeune, d'abord comme aide-soignante, je travaille en long séjour chez les personnes âgées en fin de vie. J'aime vraiment accompagner ces personnes et les aider, mais malheureusement le rythme imposé par la structure ne me permet pas d'exercer correctement : faire des toilettes le matin jusqu'à 13 h 30 à des pensionnaires qui n'ont pas mangé, servir le repas de midi à des patients qui n'ont pas eu faute de temps leur toilette et j'en passe.

Je prends en face la réalité du terrain.

Je ne peux cautionner cela. Je change, donc, de voie et obtiens mon diplôme d'auxiliaire de puériculture.

L'autre côté de la vie. En maternité. Métier passionnant, riche, humain.

Souvent quand on me demande dans quelle structure je travaille et que je réponds en maternité, on s'exclame : « waouh la maternité, géniale ! ». Oui, c'est le plus beau métier du monde quand tout se passe bien. Le pire quand il y a des soucis. Dans ce service, sur une même journée, on peut côtoyer la vie, mais aussi la mort.

Heureusement, cela se déroule bien dans la plupart des cas et, au départ, on choisit ce métier pour la beauté de la vie.

Émile
(Aide-soignant, centre hospitalier)

Je vois le jour au milieu des années 60, un samedi 10 juin à 5 h 30 du matin dans un couffin à la clinique. Quelle sacrée chance j'ai eue ! Enfin une chance relative, car je nais avec la jaunisse. À l'époque, je suis soigné par des injections (tiens, nous ne sommes pas en 2020 !) dans la fontanelle et suis nourri avec un mélange de lait et de sang de cheval dans les biberons pour l'anémie qui me possédera quelque temps. Je peux comprendre maintenant pourquoi j'aime la viande de cheval !

Une enfance heureuse et sans souci jusqu'à cet été de juillet. Je suis en colonie de vacances à Hossegor dans les Landes. Et voilà qu'à neuf ans, le premier souci me fait connaître le K.-O... par une belle chute d'un toboggan, sans toutes ces normes actuelles qui nous stérilisent tous. Une chute de trois mètres. Ma tête heurte le sol dur puis c'est le trou noir et les étoiles, pas dans le ciel, non, mais autour de ma tête qui tournoient rapidement, comme dans le dessin animé de Bip Bip et Coyote ! J'atterris à l'infirmerie pour recevoir des soins. Ma surprise est totale quand « l'infirmière » me dit que tout va bien, ça va passer ! C'est à ce moment-là qu'un flash surgit dans ma tête : je comprends que je suis fait pour aider, soigner et écouter les autres quand je serai grand.

Un problème n'arrive jamais seul. Le deuxième souci est encore plus terrible que le premier. C'est après le déjeuner du midi. Une heure de sieste obligatoire toujours à la colo. Je vois au loin mon père et ma mère qui se dirigent dans ma direction. Je suis partagé entre la joie de revoir mes parents et l'inquiétude de leur venue prématurée. Et là, la surprise la plus totale : mes parents m'annoncent leur divorce.

Les années passent. Mon enfance terminée, je veux aider les gens. J'arrive, à force de travail, dans le milieu du secours avec la Croix-Rouge française. Ainsi, j'adhère à cet organisme de notoriété en commençant au bas de l'échelle comme secouriste et je progresse pour devenir Directeur local de l'Urgence et du Secourisme au comité local.

En 1992 aux Jeux olympiques d'Albertville, je suis pisteur-secouriste après une formation de secours en montagne à Modane. Après vingt ans d'action en poste de secours, d'enseignement du secourisme dans les écoles, les entreprises en cours du soir, d'aide aux plus démunis, je suis décoré de la croix de bronze par la Croix-Rouge française.

S'en suit une parenthèse de trois ans en Allemagne dans la ville de Hambourg où j'ai une petite aventure avec Kirsten, une belle blonde de 30 cm de plus que moi.

De retour en France, je deviens ambulancier diplômé pendant onze ans. Secours d'urgence, transport de malade, écoute, soutien psychologique, bref un métier qui demande beaucoup d'énergie et de temps. Mais quel enrichissement !

Avec un tel parcours de vie bien rempli, je n'ai pas beaucoup de temps pour former un couple avec des enfants, le chien, la voiture, la maison et la belle-mère (le stéréotype parfait).

Malgré tout, je finis par trouver la femme parfaite. La concrétisation se termine par un joli petit garçon. Mais voilà, une mauvaise météo et tout est parti en cacahuète. Je prends un autre stéréotype imparfait : séparation, avocat. Retour à la case départ, sans chien, sans maison et sans belle-mère.

En septembre 2009, je deviens aide-soignant diplômé et rentre à l'hôpital public le 1er septembre 2010 avec beaucoup de fierté. Après plusieurs services, j'intègre le service de stérilisation où je complète ma formation par un diplôme de conducteur d'autoclave et de bonnes pratiques de stérilisation puis une formation en addictologie (on ne sait jamais !).

Je suis en sécurité. Je suis dans un établissement reconnu, les portes s'ouvrent… Tout va bien.

Ah l'hôpital ! C'est le Graal pour moi !

Ludovic
(Infirmier hospitalier)

Ludovic, 45 ans, infirmier en soins généraux en centre hospitalier depuis 11 ans. Vingt-sept ans d'exercice au sein de la fonction publique hospitalière dans différents corps de métier.

Dans un premier temps, je vous décris mon parcours de vie afin que vous puissiez comprendre au mieux ma prise de position sur le refus de l'injection contre le Covid entraînant ma suspension depuis le 15 septembre 2021 (vaccination obligatoire pour tous les professionnels de santé).

Lors de ma période scolaire de collégien, je suis délégué de classe de la 6e à la 4e. En 4e, lors du conseil de classe du 3e trimestre, le directeur du collège me vire du conseil de classe parce que je veux contester sa décision sur l'orientation d'un de mes camarades de classe.

Quatorze ans et je rentre chez les sapeurs-pompiers : d'abord en tant que cadet jusqu'à mes seize ans puis en tant que volontaire. Mon projet professionnel, lors de cette période de volontariat, est de devenir sapeur-pompier professionnel, mais une myopie adolescente m'empêche d'aboutir.

Titulaire d'un Brevet d'Études Professionnel en Mécanique Agricole (diplôme obtenu avec une moyenne de 18/20), je me dirige vers une autre branche professionnelle.

Voulant toujours travailler auprès de personnes, je passe les concours d'entrée en école d'aide-soignant et d'ambulancier. Je suis reçu dans les deux écoles. Je préfère choisir l'école d'ambulancier afin de me rapprocher au plus près des soins d'urgence comme je les ai connus chez les sapeurs-pompiers.

De septembre à décembre 1999, j'effectue mes premiers pas en temps qu'ambulancier au S.M.U.R. (Structure Mobile d'Urgence et de Réanimation) dans un centre hospitalier dans le Sud où je reste quatre ans.

Puis j'obtiens mon diplôme d'infirmier dans ce même centre hospitalier où je fais mes premiers pas. Je suis affecté en gériatrie. La gériatrie ! Vous allez dire ! Et oui, cela n'a rien à voir avec le service des urgences, S.M.U.R. ou de réanimation. Les services de gériatrie sont des services difficiles physiquement avec souvent peu de moyens. Beaucoup de soignants refusent d'y travailler dans les conditions actuelles. Et le renfort d'un homme plus costaud est le bienvenu pour les cadres et les soignantes. J'y exerce durant cinq années en tant qu'infirmier de nuit. Oui, de nuit ! Car en général et ceci dans toute la France, peu de personnes soignantes aiment faire les nuits (difficultés de rythme physique et familial).

C'est lors de ce début de carrière d'infirmier que je me rends compte qu'il y a une grande différence entre la théorie et la pratique : le manque réel de moyens humains et matériels, de bienveillance tant décrite lors de mes études et les textes législatifs. Peut-on parler de maltraitance que ce soit d'un point de vue institutionnel ou gouvernemental ?

Exemple : des toilettes dites « Têtes-Mains-Culs » à nos personnes âgées hospitalisées par manque de personnel et de lits d'hospitalisation, dans des bâtiments non adaptés avec certaines chambres où la température peut atteindre les 34 °C en été, etc.

Le fait d'être de nuit est difficile. L'effectif de nuit de ce service est un infirmier et une aide-soignante pour trente-et-un patients. Le rythme inversé est compliqué à gérer, mais cela me permet aussi d'être tranquille la journée. J'en profite pour réviser et me préparer au concours d'entrée à l'Institut d'Infirmier Anesthésiste (I.A.D.E). Autre projet que j'ai en tête.

Lors de cette période en soins gériatriques et au vu des différentes situations qui me choquent et m'interpellent d'un point de vue éthique par rapport aux prises en charge de mes patients et des directives institutionnelles et gouvernementales, je conteste et fais remonter ces dysfonctionnements à ma direction et à l'équipe d'encadrement, via des déclarations d'événements indésirables (déclarations via internet interne à l'établissement qui est dans l'obligation de faire remonter à l'ARS : Agence Régionale de la Santé). Ceci dans le but de me couvrir et de mettre les personnes face à leurs responsabilités. Je me mets à la place des patients. Et je me dis que nullement, je ne veux me retrouver un jour dans leur situation. Je ne trouve pas cela normal dans un pays aussi riche que la France. Face à différents rapports écrits et oraux, la direction me convoque plusieurs fois dans le but peut-être de me faire taire. Mais ces différentes convocations ou intimidations ne font que m'inciter à m'exprimer, surtout dans un pays se disant démocratique.

Je suis dans la bienveillance et nous avons des droits et des devoirs. Je sais que ces contestations mettront un frein à mes projets professionnels (devenir cadre), car je ne rentre pas dans le moule institutionnel. Mais cela ne m'empêche pas d'être augmenté chaque année lors de ma notation annuelle ainsi que d'avoir de bonnes appréciations de la part des différents cadres et des médecins-chefs de mon service. Car je sais aussi apporter des solutions. J'ai l'esprit de groupe et ne suis pas que dans la critique dite facile.

Je reste quelqu'un d'ouvert, à l'écoute, prêt à défendre mon prochain s'il est dans son droit, envers et contre tout.

Pauline
(Infirmière libérale)

Pauline, bientôt quarante ans.

Mon histoire n'est pas facile et m'a laissé des failles, mais aussi beaucoup de force.

Jeune, ma maman divorce à deux reprises, ce qui à l'époque, est une particularité difficile à porter pour moi.

Avant de partir vivre à l'âge de onze ans avec ma mère et ma petite sœur de cinq ans, j'assiste pendant plusieurs années aux violences conjugales que ma mère subit et que je subis également. Des violences psychologiques de la part de mon ex-beau-père dont je me plains pour la première fois aujourd'hui en écrivant.

Je décris tout ceci, car ce vécu fait de moi la personne et la soignante que je suis devenue.

Dès onze ans, je dois seconder ma mère dans le quotidien. Ma mère, apportant son seul revenu au foyer, est très prise par son travail avec des horaires peu compatibles avec une vie de famille. J'endosse, donc, et prends à cœur mon rôle de grande sœur, me substituant à la mère et au père.

Dès cet âge, je veux être psychologue ou éducatrice.

Les violences subies, même si je n'en parle pas et que je pense avoir effacées de ma mémoire, m'ont traumatisée, car mes projets me semblent irréalisables. Je ne me sens pas capable, pas assez douée pour faire ce genre d'études. Je suis une enfant et une adolescente très introvertie, secrète, prête à exploser au fond de moi. Je suis devenue très dure et exigeante envers les autres, mais aussi et avant tout envers moi. Je traînais et je traîne encore un manque de confiance en moi et envers les autres.

Tout ceci est aussi un atout, car cela me permet une remise en question permanente qui me semble essentielle dans la prise en charge de l'humain. De par mon histoire, je suis aussi très combative, volontaire et bienveillante.

Pour en revenir à mes études, me sentant incapable de mener une scolarité « au top », après la 3e, je fais un BEP « Carrières Sanitaires et Sociales ». Cette étape me permet de découvrir le milieu médico-social et de m'épanouir. Je me sens bien. Je suis même une des meilleures de la classe (important pour mon égo qui se dévalorise tout le temps). Je tombe cependant sur une prof de biologie qui dit à ma mère que je ne serai pas capable d'aller plus loin.

Je remercie cette personne, car grâce à elle, je me surpasse encore plus pour lui prouver le contraire. Comme je l'ai déjà dit, je suis une des meilleures, ce qui me permet d'avoir une place en lycée pour reprendre la voie générale et obtenir mon bac SMS (Sciences Médico-Sociales). Après le bac et de multiples concours (une dizaine), j'obtiens une place en IFSI (Institut de Formation en Soins Infirmiers) où je brille pendant trois ans. Ne pas décevoir, paraître au top, masquer au mieux ma timidité, sont de vrais combats qui me coûtent quelques kilos en plus. Et oui, il faut bien compenser…

Quelques mois après l'obtention de mon diplôme, je suis embauchée dans un hôpital public en psychiatrie. C'est un aboutissement assez rapide, exactement ce que je veux faire ! La joie dure peu de temps. La maltraitance institutionnelle est vite venue fouetter mes souvenirs et mettre un écart entre mon idéal de soins et la réalité. J'ose dénoncer que le soin est devenu politique et le management est plaqué sur un modèle dictatorial, où seuls comptent les chiffres (nombre d'entrées, de sorties, nombre de flacons de gels hydroalcooliques utilisés, nombre de cases cochées dans le dossier de soins…). L'état du patient importe peu. Si peu que, la plupart du temps, nous restions des heures dans le bureau à justifier un « travail » sur les dossiers de soins. En douze heures de travail, je ne vois souvent mes patients que pour leur donner leur traitement. Si tu délaisses tout cet administratif au profit du patient, tu es mal vu, mal noté. Les équipes sont, donc, démotivées, ce qui crée énormément de conflits. J'en agace évidemment plus d'un avec mes exigences au taquet !

Je travaille treize ans à l'hôpital avec trois changements de service. Je n'ai jamais trouvé ma place. Cela se termine en dépression que je nie pendant longtemps.

Je me réveille un matin (eh oui, l'âme de battante !) et demande une mise en disponibilité. Le mois suivant, je suis libérée !

Depuis, je suis infirmière libérale, je revis. Je fais les soins comme je les pense avec le temps qu'il me semble nécessaire et cela n'a pas de prix.

PENDANT

– Du début de la crise sanitaire à la suspension des soignants —

(décembre 2019 au 15 septembre 2021)

1- La crise sanitaire (décembre 2019 au 12 juillet 2021)

Décembre 2019 :
Début de la pandémie de Covid-19.

17 novembre 2019 : un premier cas de Covid-19 aurait été détecté à Wuhan (Chine).

23 janvier 2020 : 581 cas confirmés dans le monde.

24 janvier 2020 : trois premiers cas en France.

Mikeline
(Infirmière libérale)

Au tout début de la « crise sanitaire », je travaille dans des EHPAD (Établissement d'Hébergement pour les Personnes Âgées Dépendantes). Je viens d'arriver dans l'équipe. Je tourne sur quatre établissements différents pour compléter le roulement des autres infirmières qui, elles, étaient fixes sur leurs structures. Honnêtement, je ne suis pas plus inquiète que cela. Pour le moment rien ne se passe. J'aviserai. Je ferai mon travail tout simplement. Rapidement après, la direction décide de fixer les effectifs sur les structures. Je ne vais plus tourner sur quatre établissements, mais rester sur l'une d'entre elles pour éviter les contaminations. Cela me semble pertinent sur le moment étant donné que nous ne savons pas à quoi nous avons affaire. Par ailleurs, nous allons faire des heures supplémentaires. Cela ne me dérange pas. C'est nécessaire. Je suis attendue par l'équipe. « Il nous fallait une infirmière qui assure, toi tu sors de l'hôpital, alors tu gères. » C'est à peu près ce que me dit la maîtresse de maison (la cadre) les yeux pleins de larmes à mon arrivée. Vous la sentez cette pression qui s'installe implicitement ?

Les discours gouvernementaux deviennent plus alarmistes. Dix-sept mars 2020 : nous voilà confinés. Les résidents sont parqués dans leurs chambres respectives. Interdiction formelle d'en sortir. Et oui, sinon ils vont mourir. Ils restent donc enfermés durant des semaines. C'est chaque jour un crève-cœur. Port du masque et plus si affinité. Le port d'une combinaison intégrale pour éviter de véhiculer ledit virus est instauré dans l'unité protégée de l'EHPAD. L'unité protégée, c'est une unité sécurisée pour les personnes ayant d'importants troubles cognitifs, une démence, comme une maladie d'Alzheimer par exemple.

Ces résidents sont maintenus dans un lieu clos afin qu'ils puissent se déplacer, déambuler en toute sécurité sans s'échapper. L'effectif soignant y est généralement plus important au vu du profil des patients qui y sont accueillis. Il faut donc supporter un masque, des lunettes, une charlotte sur la tête, des surchaussures, des gants et une combinaison intégrale. Nous faisons ainsi vêtues, tous les soins, toilettes et douches incluses. Un cauchemar, pour nous et pour les résidents malades qui ne voient même plus nos visages. Certains ont peur de nous. Moi aussi j'ai peur. Je dois admettre qu'à ce moment-là, je suis très prudente. Lorsque je rentre chez moi, je prends soin de me déshabiller dans le garage. Je mets le linge immédiatement dans la machine à laver. Je file ensuite sous la douche et me lave de la tête au pied avant d'aller embrasser mes enfants et mon mari.

Un matin, le médecin coordonnateur me dit : « il n'y aura pas d'urgences ou de réanimation pour les EHPAD ». La consigne est très claire. Allons bon, le Covid est si terrible que ça ? Il faut « trier » les malades ? Je suis perplexe. Ici, nous n'avons toujours aucun cas de ce virus meurtrier. Pourtant, l'équipe est aux abois, certaines filles sont terrorisées. Je me prépare donc dans ma tête à la très forte éventualité de devoir gérer sur place la fin de vie de très nombreux patients. Cela va venir, on nous l'a promis.

Aujourd'hui : dépistage collectif ! Tout le monde y passe ! Avec notre consentement, bien entendu. Le personnel défile pour se faire tester. Une brigade extérieure est venue spécialement pour cela. Une pièce est aménagée expressément. Les résidents aussi ont droit à ce dépistage massif. Mes collègues se liquéfient à l'idée d'être positives. Formidable ! Tout le monde est négatif ! Nous poursuivons tout de même les protocoles ultras rigoureux de désinfection, isolement, confinement, masques, combinaisons… l'horreur ! On ne compte plus les heures supplémentaires, notamment pour les agents s'occupant du ménage. La pression est maintenue. Je ne comprends pas.

Une nouvelle dame arrive dans l'EHPAD, elle a le Covid. Crise ! L'équipe est en colère et à bout. La direction ose faire entrer dans la structure une personne qui risque de contaminer le personnel et les autres résidents. Pour réduire les risques de transmission, la patiente est isolée et seule. L'infirmière entre dans sa chambre trois fois par jour. Le matin, pour le petit déjeuner et la toilette. Nous faisons également le ménage de la chambre et la vaisselle dans le lavabo, le tout, équipées en combinaison de la tête au pied. Masque, gants, charlotte… Le midi, c'est le change des protections et le repas. Vaisselle dans son lavabo aussi bien sûr. Le soir, idem, change et repas. Cette dame décède ainsi, seule dans sa chambre… Une fois simplement j'ai laissé entrer sa fille en pleurs. J'ai désobéi. Pas que cette fois d'ailleurs. À cette époque, je laisse souvent les résidents qui craquent sortir de leur chambre pour aller prendre l'air et se dégourdir les jambes. J'assume pleinement mon positionnement. Après tout, tout le monde est négatif ! Personne n'est malade ! Je ne peux pas adhérer à cette mascarade.

Un résident se sent mal. Il doit avoir le Covid, c'est certain ! Raté, test négatif ! Ce monsieur finalement décédera de sa « belle mort ». Cependant, les médecins, pour une raison qui m'échappe, alors que le test est négatif le déclarent mort du Covid. Aucun autre résident hormis la dame décédée n'a eu le Covid. Aucune fille de l'équipe non plus d'ailleurs. Et là, je tiens à dire au cas où un jour l'une d'entre elles lirait ce témoignage que c'était une équipe vraiment extraordinaire avec laquelle j'ai passé des moments formidables même dans l'adversité.

Les semaines passent. Je me renseigne. Dans les trois autres EHPAD, quelques cas de Covid, aucune hospitalisation, aucun décès, résidents (population fragile et âgée) et soignants confondus. J'attends toujours la première vague.

Douze mai 2020 : le confinement est levé. Les choses rentrent peu à peu dans l'ordre. En réalité, pour certains, le traumatisme est immense. Durant cette période, de nombreuses personnes viennent nous déposer des friandises, des petits cadeaux, des attentions particulières pour nous soutenir. C'est fort agréable. Un groupe de personnes installe dans le champ accolé à la structure une immense banderole pour nous remercier pour notre travail.

Je quitte alors l'EHPAD pour démarrer ma carrière en libéral. Je trouve très rapidement de nombreux remplacements dans les différents cabinets libéraux de ma région. Je travaille énormément. Je vois beaucoup de patients. En revanche, peu de Covid. Très peu de décès, hormis deux patients, très âgés et polypathologiques (obésité, insuffisance rénale, diabète…). Je ne comprends pas très bien ce décalage entre le discours médiatique, gouvernemental et la réalité de mon quotidien. Je poursuis tranquillement mon activité. Je porte un masque au domicile des patients, mais c'est tout. Évidemment, je fais les tests PCR aux patients qui me le demandent. Je les fais à « ma façon ». « Vous faites beaucoup moins mal que vos collègues ». Bien entendu, je ne vais pas leur gratter la cervelle. Je ne comprends pas pourquoi il faut aller si profondément pour récupérer quelque chose que l'on peut obtenir simplement dans la narine. Pour faire mal ? Pourquoi ?

La vaccination contre le Covid débute. Cela me laisse dubitative. Personnellement, je ne me sens pas concernée ni en danger. Je sais déjà que je ne le ferai pas. Ce que j'ai vu du Covid ne m'inquiète pas le moins du monde. Par ailleurs, une amie qui travaille comme infirmière à l'hôpital public dans le service dédié aux patients Covid me dit que ces patients sont peu symptomatiques. Une voisine infirmière me fait le même retour sur la situation. Elle n'a jamais bu autant de café (pris de pause) au travail qu'en période Covid. Les services n'ont jamais été aussi vides. Parallèlement, un centre de vaccination se monte sur mon secteur d'activité. Les gens s'y rendent en masse. La population afflue.

Je doute, je m'interroge.

Émile
(Aide-soignant, centre hospitalier)

Décembre 2019, en regardant la télévision, notre ministre de la santé de l'époque, madame Agnès Buzin, nous informe qu'il y a un virus en Chine qui serait contagieux, mais qu'il n'y a aucun risque ici en France.

Alors là quand j'entends cela, je me dis « celle-là, elle nous prend pour des jambons ». Il suffit d'un peu de logique pour savoir qu'un virus circule à une vitesse vertigineuse grâce à l'avion, le train, la mondialisation.

Tiens, on repart pour un tour comme avec la grippe H1N1, on va tous mourir (c'était Roselyne Bachelot qui avait dit ça).

Après quelques jours d'informations journalistiques (corrompues) et au vu des guignols du gouvernement où tous les jours les discours sont en contradiction avec eux-mêmes, je prends les devants.

Étant de nature très calme et sereine (faut pas pousser mémé dans les orties non plus !), j'analyse la situation, merci Google. Je m'informe sur les pays étrangers où le virus est déjà présent, Chine, Russie, Roumanie, Italie. Et je me rends compte que la menace contagieuse est sérieuse, mais sans gravité pour des personnes saines. Pourtant, ici dans notre France, tout va bien. Dormez sur vos deux oreilles, rien ne nous atteint, dit notre gouvernement. Souvenez-vous de Tchernobyl, le nuage radioactif s'est arrêté juste à la frontière ! Je passe commande d'une centaine de masques chirurgicaux en vue de protéger mes proches et moi-même.

Au fil des jours, le gouvernement commence à parler de « crise sanitaire » avec tout le packaging qui va avec : masques, gestes barrières, confinement et couvre-feu. Nous sommes en guerre ! Nous sommes en guerre… ! Bravo à la chauve-souris et au Pangolin d'avoir mis le pays en guerre !

Je suis prêt à affronter ce vilain virus à la maison. Étant seul, cela ne devrait pas bien être difficile. Par contre à l'hôpital sur mon lieu de travail, nous sommes dans un autre monde en mouvance. Me voilà dans mon univers habituel dans le service de stérilisation : une unité où l'on nettoie, répare, reconditionne les instruments opératoires, stérilise. Tout ce matériel est renvoyé au bloc opératoire pour la prochaine intervention chirurgicale. Nous sommes une petite équipe d'une vingtaine de personnes, infirmiers, aides-soignants et agents de stérilisation. Les journées s'animent de discussions sur ce virus. La cadre du service nous annonce qu'il y a pénurie de masques sur l'hôpital et qu'il va falloir économiser jusqu'à la prochaine livraison du précieux produit. Pénurie OK, mais aussi des vols, des vols de masques au sein même de l'hôpital, pire que le papier toilette dans les supermarchés qui sont dévalisés. Vol de masques FFP2, celui qui vous protège pleinement, surtout quand vous êtes positif et qu'on vous demande de revenir bosser !

Au fil des semaines, la boîte de masque fond comme neige au soleil. Les fournisseurs sont eux aussi en rupture de stock ! Les autres services sont comme nous à l'agonie. Puis vient le tour des surblouses et des gants qui prennent le même chemin de rupture de stock. Du coup, le bloc opératoire n'intervient que sur les interventions chirurgicales urgentes pour lui aussi, économiser les masques et le matériel anti-Covid. Il en découle une baisse d'activité et notre service de stérilisation se retrouve ainsi pratiquement à l'arrêt. Un jour, une grosse commande de masques fournie par les stocks du gouvernement de guignols arrive. Super ! génial ! Enfin nous allons pouvoir continuer notre travail dans de bonnes conditions. Mais quelle horreur ! À l'ouverture des packs de masques, ceux-ci sont moisis, pourris avec des insectes morts. Tout est parti à la poubelle. Un grand bravo à notre gouvernement !

Nous y voilà, le plan blanc à l'hôpital est déclenché. Soi-disant, une grande vague épidémique va s'abattre sur notre département. Réquisition du personnel et jours de repos annulés. On découvre un hôpital fantôme avec son parking désert qui d'habitude est surchargé. Les services sont réorganisés : création des unités Covid en lieu et place du service de traumatologie par exemple. Il faut beaucoup de lits disponibles pour recevoir les futurs patients contaminés qui n'arriveront jamais. De même, il faut réorganiser l'affectation du personnel dans les unités Covid. C'est ainsi que des soignants et du personnel d'entretien sont balancés en chair à canon sans aucune protection efficace puisque tout est en rupture de stock. En attendant, sur notre petit écran de télévision, tous les soirs, la même sérénade : le décompte des contaminations et des morts, histoire de te mettre le trouillomètre à zéro ! Le bouquet final : création d'une fabrique de masques fait maison, mais très efficace. En effet, au vu de cette pénurie, il faut trouver un moyen de protéger le personnel de santé, les malades, pour éviter les risques de contagion. Après plusieurs recherches avec divers interlocuteurs des hôpitaux de France et grâce à notre pharmacienne, nous commençons à créer le prototype de masque avec du papier non-tissé. Ce matériau est utilisé en protection pour garantir la stérilité des dispositifs médicaux. Je peux vous dire que c'est du costaud en efficacité de filtration virale. Avec des gabarits en carton, nous nous lançons dans la chaîne de production, à la découpe du papier non-tissé. Toute l'équipe de stérilisation avec le soutien de couturières bénévoles réalise plusieurs milliers de masques, ce qui nous vaut un article dans la presse locale. Nous sommes fiers de pouvoir contribuer à cette protection, aussi minime soit-elle.

En attendant, la vague n'est toujours pas là !

Et si je vous parlais des distanciations sociales, gestes barrières : Bof ! Voilà j'ai résumé ! Sur le lieu de travail, impossible à réaliser malgré la surface étendue de notre service. Chaque agent a une table pour pouvoir recomposer les dispositifs médicaux. Mais nous sommes constamment en mouvement, le collègue vient vous aider en permanence. Dans le vestiaire, aussi petit soit-il, nous sommes tous ensemble pour nous changer de tenue. À la pause-café, nous essayons de respecter le fameux mètre de distanciation sociale. Bref, on s'aperçoit que tout ceci n'a aucun sens. À la cantine même topo.

Et cette fameuse nouvelle mode, on ne se serre plus la main, plus la bise. Non, on se donne un coup de poing à poing, ou coude à coude, quelle ironie ! Quand je vois certaines personnes qui, malgré tout, s'essuient le nez avec le revers de la main. Mais ce qui me fait le plus mal, c'est de voir certains collègues qui n'osent même plus vous toucher. Après des semaines de lavage de cerveau par les médias au journal télévisé et ce gouvernement d'incompétents, je ne suis plus étonné. Mais les gars ! Vous savez que le lavage des mains a toujours existé !

Le service commence à se diviser : les uns rigolent, les autres ont peur, certains s'affolent. Y a-t-il assez de stock de gel hydroalcoolique ? Oh, oh, ils vont se calmer tous là ! Me voilà bien seul d'un coup avec ma sérénité. Suis-je l'unique personne à analyser la situation ? Ben tient, voilà qu'un jour la cadre de service nous annonce qu'il n'y a plus de stock de gel hydroalcoolique. Idem chez les fournisseurs. Que faire ? La solution vient d'être trouvée. C'est l'Allemagne qui nous envoie le fameux produit pour nous dépanner. Tenez-vous bien, c'est du gel hydroalcoolique avec étiquette écrite en allemand pour le marché allemand, fabriqué en France ! Non, mais on marche sur la tête ou quoi ?

Enfin, les semaines passent et c'est toujours le même scénario, toujours le calme épidémique dans notre région.

Mars 2020, il ne faut pas oublier aussi le couvre-feu (c'est la guerre !). Nous avons eu droit chacun à une attestation pour pouvoir aller travailler. Domicile, travail, domicile. Quand je suis de repos, je fais mes courses alimentaires. Oups, là aussi il faut une attestation (c'est la guerre !). Il faut limiter les déplacements pour ne pas diffuser le vilain virus partout.

Non, mais, ils nous prennent vraiment pour des abrutis ou quoi ? De tout temps, nous avons été entourés de milliards de virus et bactéries et des gestes tout simples comme le lavage des mains suffit à limiter la casse. Notre corps est une formidable machine qui crée des anticorps naturellement, c'est le système immunitaire naturel. Bref, étant dans la file d'attente de la caisse, que de bonheur et de rires internes dans ma tête de voir des gens avec des mètres cubes de papier toilette dans leur caddie. Ils ont la gastro ou ils ont trop mangé ? La nature humaine. L'égoïsme tout à moi, rien pour les autres.

Il faut parler aussi de ce « vaccin » que, pour ma part, j'appelle une injection expérimentale. Ceci n'engage que moi. Voilà que de derrière les fagots en l'espace de quatre mois, de gros laboratoires milliardaires sortent un soi-disant « vaccin » pour contrer cette fameuse épidémie. Houlà ! Vite je reprends mon interlocuteur mondialement connu et je fouine, je scrute, je racle tout ce que je peux trouver sur ce soi-disant « vaccin ». J'essaie, par la même occasion, de contacter la chauve-souris et le pangolin pour leur demander des explications sur leur accouplement, sans succès. C'est le flou total pour trouver des informations cohérentes. Ce n'est pas encore très clair. Mais une chose est sûre, et qui me fait dresser les poils… Pourtant je ne suis pas très poilu ni pourvu d'écailles comme le pangolin… Il n'y a que la parole du gouvernement qui est véridique !

Partant de ce constat, il m'est impossible de croire cette tête de la pyramide. Je ne vais pas me faire avoir par l'œil de Sauron !

Malgré tout, la vaccination commence pour les personnes âgées et les plus fragiles, avec un produit qui est à l'étude jusqu'en 2023 voire 2025 pour certaines marques. Quelques poils, qu'il me reste, continuent à se dresser bien raide. Comment peut-on accepter une injection sans donner son consentement libre et éclairé ? Comment en est-on arrivé là ? Que fait la population française ?

Ah oui, j'oubliais… La plus grande machine hypnotique au monde a fait son œuvre : la télévision. On laisse faire et personne ne réagit. Cependant, certains individus commencent à court-circuiter la vérité de cette grande escroquerie d'empoisonnement. C'est à partir de ce moment-là que l'on entend parler de complotisme, d'illuminés, de fous. Comment peut-on remettre en doute la parole du gouvernement ? Nous sommes sur le chemin de la pensée unique.

Dans mon service à la stérilisation, nous continuons à discuter sur ce « vaccin » et personne ne comprend pourquoi les gens acceptent cette injection expérimentale les yeux fermés. Les discussions entre collègues vont bon train. Chacun s'exprime et tout le monde est d'accord sur un point : nous n'accepterons pas cette injection expérimentale. En tant que soignants, nous sommes bien placés et informés pour avoir des notions sur les produits injectables et leurs effets secondaires connus. Là, avec cette nouvelle technologie ARNm, personne ne peut donner de réponses optimistes. La boîte de Pandore est ouverte !

Ludovic
(Infirmier hospitalier)

Décembre 2019.

Lors des premières annonces du gouvernement portant sur ce virus arrivé de Chine avec comme vecteurs présumés une pauvre chauve-souris et un pangolin, je crois être en plein sketch de Jean-Marie Bigard ! Hilarant ! Mais le stress me gagne aussi au vu des reportages qui tournent en boucle dans les médias des différentes chaînes télé.

Mars 2020.

Certes comme tout le monde, je suis de très près l'actualité de ce virus. Mais lors du premier confinement, beaucoup de choses commencent à m'interpeller. De belles choses, comme la nature qui reprend ses droits (animaux visibles dans les champs, le silence, etc.). Et d'autres, très spéciales, comme l'obligation de rester enfermé chez soi, de devoir remplir une autorisation de déplacement pour faire quelques courses ou se ressourcer pendant une heure dans un périmètre inférieur à un kilomètre. Heureusement et grâce à mon jeune âge, je n'ai pas connu la guerre. Mais je sens comme un air décrit dans les manuels d'histoire.

À cela se rajoutent les déclarations de notre Président de la République, lors de son allocution télévisée : « *nous sommes en guerre* ! ».

Hors de question de remplir l'une de ces demandes d'autorisation, car je trouve cela aberrant de remplir un papier pour demander le droit de sortir de chez soi au risque de prendre cent-trente-cinq euros d'amende.

Les justifications de mon refus de remplir ce formulaire sont les suivantes : tout d'abord, dès le départ, je ne crois pas à une énorme pandémie mortelle, car je ne vois personne mourir aux coins des rues comme nous pouvons l'entendre via les médias. De plus, le service où j'exerce est à moitié vide dans l'attente de l'arrivée potentielle de patients Covid. Notre service est réservé aux patients post-Covid (n'étant plus positifs) et ayant besoin de soins de rééducation. Les seuls qui sont actuellement hospitalisés chez nous sont quatre patients du Grand Est, transférés par TGV. Cela fait l'objet d'une intense médiatisation ! Ces malades restent seulement 4 à 5 jours dans notre service puis repartent dans leur région d'origine. Le premier patient voyage en véhicule sanitaire léger (de type taxi), mais avec quatorze heures de route. Le lendemain, un jet privé (avion) vient chercher le deuxième patient, mais au vu des coûts financiers énormes pour notre pauvre Sécurité Sociale, notre médecin-chef réussit à renvoyer un autre patient en même temps non prévu à l'origine, car porteur d'une sonde vésicale à demeure. Cette dernière est retirée illico presto sinon le jet privé n'aurait pris qu'un seul patient ! Le quatrième patient sera transféré autrement !

Ma collègue aide-soignante a une phobie de ce virus et restera longtemps traumatisée. Pourtant, elle n'a vu personne mourir de ce virus. Elle ne veut même pas toucher les portes, et elle n'est pas rentrée dans les chambres des patients ex-Covid positif du Grand Est. Alors que ceux-ci sont arrivés directement en réanimation pour rejoindre la neurologie et enfin bien plus tard notre service, alors qu'ils étaient complètement asymptomatiques en rééducation fonctionnelle.

Une psychose générale se fait sentir chez les gens. Tout le monde a peur de tout le monde.

Pauline
(Infirmière libérale)

Le Covid arrive presque au même moment que mon changement de travail. Mais je ne crains pas ce virus. La situation n'est, donc, pas difficile à vivre pour ma part. Mis à part le port du masque, je ne fais rien de plus ni de moins dans ma pratique d'infirmière libérale. Je ne porte pas de surblouse et travaille en civil. En ce qui concerne le lavage des mains, rien de plus non plus, comme d'habitude, il a lieu avant et après le soin. Cela fait partie de notre métier quoi !

L'absurdité commence à me sauter aux yeux quand certaines de mes collègues, lors des soins à domicile, se font mettre dehors par leur patient par peur d'être contaminé.

Puis, nous sommes applaudis sur les balcons, nous, les soignants. Pourquoi ? Nous ne faisons que notre métier.

Je n'ai jamais constaté de cas de Covid sur ma tournée d'infirmière, ce qui prouve que mes simples gestes barrières sont suffisants.

Je me sens chanceuse de ne pas avoir à subir le confinement, de pouvoir continuer à travailler, à faire cogiter mes neurones au lieu d'être enfermée dans la peur, regardant en boucle la télévision, véritable agent anxiogène.

Quand le « vaccin » sort, je rigole intérieurement et je n'envisage pas du tout l'injection. Je dois peut-être préciser que j'ai une philosophie de vie particulière ou, en tout cas, qui sort des conventions. Je fais partie de la catégorie de personnes qui pense que la santé passe par l'assiette et la prévention (aérer la maison, laisser la fièvre faire son travail par exemple). Quand je consomme du paracétamol, c'est que vraiment je suis mal en point. La société de consommation et du « tout, tout de suite » est un problème pour moi. Donc, « le vaccin pour vivre comme avant » est un argument auquel je ne crois pas.

Bref, jusqu'au 12 juillet, je souris entièrement en observant cette société de consommation qui vit avec la peur de perdre son confort et qui va se faire piquer pour partir en vacances ou au restaurant.

2- Les annonces gouvernementales : allocution présidentielle. (12 juillet 2021)

<u>Passe sanitaire</u> :

- Soit être vacciné, soit avoir une preuve d'un test antigénique négatif de moins de 24 heures
- Soit fournir le résultat d'un test RT-PCR ou antigénique positif datant d'au moins 11 jours et de moins de 4 mois (6 mois aux frontières), aussi appelé « certificat de rétablissement ».

Ce passe sanitaire est exigé pour sortir du pays à compter du **9 juin 2021**.

<u>12 juillet 2021</u> :

Allocution du président : **Extension du passe sanitaire** aux lieux de culture, aux bars, restaurants, trains et **obligation vaccinale des soignants** dès le 9 août 2021.

Fin de la gratuité des tests PCR à l'automne.

Suspension des soignants au 15 septembre 2021 s'ils n'ont pas reçu la première dose vaccinale contre le Covid.

Barbara
(Médecin hospitalier)

Le Covid arrive en France : attention il est très méchant ! J'y crois. Je respecte les gestes barrières, le port du masque, le confinement, je vaccine mes parents. Oui, j'y crois et je suis bien obéissante.

Confinement, enfermement, attestation de sortie, dérogation pour le travail des soignants, permission pour faire ses courses, couvre-feu, vingt heures à la maison, puis dix-huit heures puis dix-neuf heures : l'heure de rentrée obligatoire au domicile. Masques, interdiction de prescrire tel ou tel médicament, vagues de Covid… Première… Deuxième… Attention, danger ! Crient les médias en boucle.

Le temps passe.

Et que se passe-t-il ? Dans mon hôpital ? On attend toujours la première vague. Courbe plate. Je commence à douter, je m'interroge : décalage entre les informations, les annonces gouvernementales et ce que je vois sur le terrain. Alors je cherche, je lis, je calcule, j'essaie de comprendre.

Mais, je n'y arrive pas, ça ne colle pas, les chiffres, les données de mon établissement, les mesures prises, le dispositif d'« armement » du plan blanc au sein de l'hôpital, la fermeture des lits, l'arrêt des consultations, l'annulation des opérations chirurgicales pour laisser la place à des patients Covid qui (par chance) n'arrivent pas ou peu. Et que fait-on des autres malades ?

Le 12 juillet 2021 : l'allocution présidentielle a l'effet d'une explosion par temps de guerre : extension du passe sanitaire et vaccination obligatoire pour les soignants.

De ce pas, je cours acheter un gilet pare-balles. Mais où en trouver ?

Mikeline
(Infirmière libérale)

Le passe sanitaire fait son apparition. Je ne comprends pas une telle mesure. Je suis assez choquée par la ségrégation engendrée par ce passe. Choquée aussi de voir la facilité avec laquelle les gens y adhèrent. Debout, assis, couchés. Pouvoir être à six à table : oui ! Non ! Les gens obéissent. Une expérience de Milgram* grandeur nature pour le moins réussie ! Je reconnais en toute honnêteté que j'ai tendance à juger cela sévèrement. Je ne comprends pas que l'on puisse cesser à ce point-là de réfléchir et se soumettre à des injonctions aussi ridicules.

Les mesures énoncées par le gouvernement sont de plus en plus saugrenues. Les enfants doivent porter le masque. C'est du délire. Je mets en place des stratégies pour tourner cette obligation en ridicule afin de la rendre plus supportable à ma fille chez qui le port du masque déclenche des céphalées. Je lui explique de le porter sous le nez. Ainsi, elle peut respirer correctement et en même temps, on s'achète la paix du côté de l'institutrice qui leur fait se laver les mains un nombre incalculable de fois par jour. Le soir, nous mettons son masque dans une enveloppe après avoir écrit dessus son prénom et son âge. Je poste cette enveloppe à l'attention de Monsieur le Président de la République. Les courriers de vingt grammes et moins destinés à l'Élysée

---

* Stanley Milgram. « Some conditions of obedience and disobedience to authority » (Expérience sur l'obéissance et la désobéissance à l'autorité) Human Relations, 1965.

étant gratuits, pas besoin de timbre. Les choses deviennent confuses ensuite et une distorsion du temps et du réel s'installe. Je poursuis tout de même mon activité professionnelle malgré la pression permanente.

Il manque des infirmières pour aller travailler au centre de vaccination anti-Covid. On m'explique que je n'aurai que de la surveillance à faire. Accueil des personnes, relevé des paramètres vitaux, installation. Il faut dire que c'est très intéressant financièrement. Plusieurs centaines d'euros en une seule journée ! Les soignants, nous sommes achetés.

Pas qu'eux d'ailleurs, un grand nombre de professionnels a bénéficié d'aides pécuniaires de l'État pendant le premier confinement. Un restaurateur m'a un jour confié qu'il s'en sortait mieux ainsi. Les aides dépassaient son chiffre d'affaires habituel alors que ses charges de fonctionnement étaient à l'arrêt. J'imagine ainsi que cet homme n'a pas trop hésité à demander un passe sanitaire à ses semblables lorsque notre gouvernement, si bienveillant, et bienfaiteur le lui a demandé…

Travailler au centre de vaccination anti-Covid ? Je finis par céder. Je dis oui. Je ne suis pas déçue ! Les dilutions pour la préparation des injections ne sont pas respectées. Je fouine pour trouver des documents, une notice du « vaccin », sa composition. Rien.

J'essaie également de comprendre pourquoi aujourd'hui un simple frigo suffit pour la conservation des vaccins, alors que peu de temps auparavant il devait impérativement être congelé. Rien. Je ne trouve rien.

Lorsque les personnes entrent pour se faire « vacciner », l'infirmière doit les accueillir, remplir une fiche avec le nom, le prénom, la tension, la température, le pouls et la saturation en oxygène. Classique pour un « vaccin » n'est-ce pas ?

Je regarde quelque peu amusée ma collègue s'appliquer à désinfecter avec spray et chiffons à disposition les chaises à chaque fois qu'une personne se lève. Au bout d'un moment, je l'interroge :

– Cela ne te semble pas étrange de désinfecter les chaises ainsi alors que tu utilises les appareils pour le relevé des paramètres vitaux pour tout le monde sans pour autant les désinfecter, eux ?

– Écoute, on m'a dit de le faire alors je ne réfléchis pas, je le fais.

Sa réponse me laisse sans voix. Tout est dit.

Des scènes lunaires comme celle-ci, il y en a beaucoup. Des discussions aussi.

Le médecin m'interpelle : « comment ça, vous n'êtes pas "vaccinée ?" » a-t-il lancé tout haut à travers l'immense pièce de sorte que chacun puisse entendre. Évidemment, les personnes présentes s'offusquent. J'ai alors droit au fameux test sanguin qui vous dit si vous avez déjà eu le Covid.

– S'il reste une dose ce soir, elle est pour vous, m'ordonne le médecin.

– Si vous voulez me « vacciner », il faudra m'attraper, me ligoter et me bâillonner !

Résultat du test ? Négatif !

– Ben voilà ! Je suis une super infirmière, Docteur, je respecte tellement bien les gestes barrières que je ne l'ai jamais eu ! Pas besoin du « vaccin » !

Je n'échangerai plus jamais avec ce médecin sur ce sujet, ni sur aucun autre d'ailleurs. Pourtant, nous entretenions de très bons rapports. Je ne suis plus retournée travailler au centre de « vaccination ».

J'attends toujours la première vague, la deuxième, la troisième…

Le 12 juillet 2021 ?

Je ne me souviens absolument pas de cette allocution présidentielle annonçant l'obligation vaccinale pour les soignants. Je l'ai totalement oubliée. C'est le trou noir. Mon cerveau l'a occultée. Je suis ainsi dans l'incapacité de vous en parler. Je crois, présentement, avec le recul, que ces événements passés étaient tellement insupportables qu'un mécanisme de défense s'est mis en place.

Oublier… pour supporter l'insupportable.

Émile
(Aide-soignant, centre hospitalier)

Lundi 12 juillet 2021 : une date mémorable.

Après avoir passé des mois en situation de pandémie hospitalière (je cherche encore l'hécatombe), je suis abasourdi d'écouter un président qui a fait un pacte avec le diable.

Comme à l'ordinaire, je suis seul chez moi. Je suis devant mon écran de télévision prêt à écouter « Manu ». Je me suis préparé un plateau télé pour l'occasion : œuf frit, piperade, fromage du pays et tarte aux pommes avec un verre de vin rouge. Bref, je m'apprête à passer un dîner aux chandelles avec « Manu ». J'écoute. Lors de son allocution sur l'obligation vaccinale des soignants, ma première pensée est : « en… lé ! ». Et oui, il ose nous imposer par obligation une injection expérimentale. De plus, si pas de piquouse, pas de salaire, car suspension à la clé pour nous punir. Deuxième grosse pensée « gros en… lé ! ». Mon cerveau qui habituellement est très réfléchi, commence à mouliner, mouliner et finit par me dire « tu n'as plus faim ». Je regarde mon plateau télé avec une neutralité atmosphérique sidérale. Je n'ai même pas la force de me lever pour tout mettre à la poubelle. D'ailleurs, je ne sais même plus où sont mes jambes à cet instant précis. Je suis une limace peut-être ?

Quand j'y pense, au début de cette « pandémie » nous n'avions aucun matériel, aucune protection. Nous étions des héros avec des applaudissements tous les soirs à vingt heures sur les balcons.

Et à partir de ce jour du 12 juillet 2021, c'est le chantage du démon qui est mis en place. Piqûre avec ses effets secondaires inconnus ou suspendu de son travail sans salaire ni indemnité.

Depuis cet instant précis, mes nuits sont courtes et cauchemardesques. L'idée de ce pseudovaccin me court-circuite les neurones. Cependant, j'ai encore du temps devant moi. Deux mois très exactement avant le 15 septembre 2021, date fatidique à laquelle, si je ne suis pas injecté, je serai privé de salaire et exclu de mon service. Mes neurones se stabilisent aussi et je réfléchis. Mes congés de l'été vont du 21 août au 12 septembre, c'est impeccable. Je vais reprendre le lundi 13 septembre et il me restera encore deux jours pour espérer que le gouvernement fasse marche arrière au vu des protestations du personnel soignant. En effet, dans mon service de stérilisation, aucun soignant ne veut d'injection. On parle même de se mettre en grève pour protester. Notre service en grève et ce sera l'arrêt total de l'hôpital.

Malheureusement, depuis ces annonces inhumaines, la mentalité de l'équipe change au fil des jours. Un puis deux puis trois collègues et, au fil des semaines, c'est l'équipe tout entière qui part au centre de vaccination pour la première injection. Je ne dis rien, car je respecte leur décision. Je sais que beaucoup ont franchi le pas pour garder l'emploi, nourrir la famille, rembourser les crédits. Je ne juge nullement et comprends tout à fait leur position. Par contre, concernant ceux qui pensent juste à leur petit confort quotidien : restaurant, bar en terrasse, aller grignoter des tapas en Espagne, piscine, cinéma, musées et autre connerie de ce genre contre une injection, je ne comprends pas.

Me voilà seul (décidément) dans le service à refuser ce chantage horrible. Oui, je suis un résistant !

Malgré tout, je garde espoir…

« L'espoir est né de la crainte du lendemain » *

---

* Georges Braque, Le Jour et la Nuit : cahiers 1917-1952.

Pauline
(Infirmière libérale)

La tristesse et la colère m'envahissent ce 12 juillet 2021 lors du discours du Président. Je trouve ses propos incohérents comme beaucoup de choses dans la gestion de la « crise » et surtout d'une extrême violence. Je ne ferme pas l'œil pendant quatre nuits, ruminant l'absurdité de la situation.

La peur pour mes enfants m'envahit avec un tas de questions :

« Quel avenir vais-je leur réserver si je ne me soumets pas ? »

« Ai-je le droit de les désociabiliser pour mes convictions ? » (Puisqu'il faut un passe pour aller à la danse, au rugby…).

« Quel sera l'état de santé de mes petits-enfants si l'on injecte tous les enfants ? »

Pour ma carrière et mon niveau de vie, je n'ai pas peur. Le monde matériel m'important peu, je clame immédiatement « nous allons partir élever des chèvres et faire du fromage » ce qui fait très peur à mon fils (bien formaté à la société de consommation).

Puis vient le temps de la discussion sur la stratégie à adopter avec mon mari, lui aussi soignant.

Par chance, nous sommes d'accord : l'obligation du passe et du vaccin est une discrimination et une atteinte aux libertés.

Cependant, pour mon mari, il est inenvisageable qu'il perde son métier et qu'il fragilise notre vie. Pour lui, pour notre famille, pour nos enfants (dont un handicapé). Lui étant salarié, nous décidons qu'il sera en arrêt maladie (car véritablement épuisé et dans l'impasse) et que moi, je continuerai à travailler après le 15 septembre sans passe jusqu'à ce que l'administration me tombe dessus.

3- L'attente

(juillet 2021-14 septembre 2021)

Barbara
(Médecin hospitalier)

L'obligation vaccinale des soignants doit être effective au 15 septembre 2021 sinon, c'est la suspension (de poste et de salaire). La vaccination obligatoire pour sauver des vies.

Durant tous ces mois, qu'est-ce que je vois ?

Des patients hospitalisés suite à des effets indésirables graves du vaccin, inhabituels et chez des sujets jeunes à faible risque de formes graves de Covid. Pas (ou très peu) de déclarations au centre de pharmacovigilance. Que se passe-t-il ?

Bref, trop de silence de la part du milieu médical docile et soumis, trop d'incohérences sur le terrain pour y croire.

Je n'ai pas confiance en cette vaccination « innovante » recombinante. Et non fondée (si on exclut les sujets à risque bien identifiés maintenant : sujets âgés, à comorbidité cardiaque, en surpoids, diabétiques…).

Je ne veux pas me faire vacciner, car je n'en comprends pas le sens et je ne suis pas convaincue de l'innocuité de cette injection contre une maladie le plus souvent bénigne.

Je suis choquée, je refuse toutes ces obligations non fondées. J'ai peur. Non pas du Covid, mais du monde dans lequel on vit et de nos dirigeants.

Oui, je suis choquée.

Je ne comprends plus rien.

Alors, que faire ?

Mikeline
(Infirmière libérale)

La réalité me rattrape inévitablement.

À ce moment-là, je ne travaille plus que dans un seul établissement libéral près de chez moi, à temps plein. C'est un cabinet important au sein d'une maison médicale. La seule à des kilomètres à la ronde. Nous sommes neuf infirmières pour trois tournées. Tout se passe bien. Le fait que je ne sois pas « vaccinée » ne dérange pas. Enfin ça, c'est jusqu'à la fameuse allocution. Une chape de plomb s'abat ensuite. Le sujet devient tabou. Impossible presque d'en parler avec qui que ce soit hormis une ou deux personnes. « De toute façon on n'est pas d'accord, on ne peut pas discuter. » Voilà ce que me dit une collègue. Je crois qu'elle souffre du syndrome du « super héros », car elle, elle fait son maximum pour que la crise sanitaire cède. Moi, je représente alors « l'anti-héros », vu que je ne me « vaccine » pas.

Je constate que même « vaccinées » les personnes attrapent le Covid. Moi, « non vax », je ne l'ai toujours pas. Un jour, une de mes collègues (celle qui désinfecte les chaises) arrive un midi sur le cabinet avec quatre ou cinq tests PCR qu'elle vient de faire à ses proches. Ils sont malades, tous « piquousés », mais ça ne semble pas l'interpeler. Personnellement, j'ai l'impression que nous sommes en plein délire.

Puis, j'entends ma collègue raconter à la secrétaire du cabinet qu'elle a pris rendez-vous pour faire « vacciner » sa fille de douze ans. Elle a très peur, car ce « vaccin » provoquerait des thromboses. Je ne dis rien, mais dans mon for intérieur, je hurle !

La question de l'innocuité de cette injection me titille. Je constate des événements pour le moins suspects. Une patiente me confie avoir des problèmes de cœur et que son cardiologue lui a dit que c'est très certainement en lien avec le « vaccin ». Avant, elle n'avait absolument rien. C'est un exemple parmi bien d'autres.

Je ne suis qu'une infirmière, pourtant, mes recherches me permettent de trouver les rapports de pharmacovigilance. De nombreux effets secondaires suite au vaccin anti-Covid y sont recensés, plus grave encore, plusieurs centaines de décès. Le silence. L'omerta. La dissimulation de ces chiffres me semble d'une extrême gravité. Pourquoi ? Que se passe-t-il réellement ? Cela ne devrait-il pas faire l'objet de toutes les attentions ? Pourquoi n'en parle-t-on pas dans les médias ? Avec le temps, les effets indésirables se multiplient. Les décès probablement aussi. Des collectifs pour défendre les victimes voient le jour. Grâce à eux, les troubles gynécologiques sont reconnus. Les myocardites aussi. Mais tout reste étouffé.

Je n'ai certes pas gardé de souvenirs de l'allocution du 12 juillet 2021, mais je n'oublierai pas le 5 août de cette même année. Nous sommes un groupe de soignants (une centaine, je dirai, peut-être davantage) à nous retrouver devant les locaux régionaux de l'ARS (Agence Régionale de Santé). Pourquoi le 5 août ? Tout simplement parce que le Conseil constitutionnel doit décider si oui ou non la loi d'obligation vaccinale contre le Covid-19 pour les soignants est constitutionnelle ou pas. Ce jour-là, le sol tremble. Au sens figuré, bien entendu. Notre sort sera scellé, nous plierons ou ce sera l'exclusion. L'injection ou la suspension. Je me rappellerai longtemps des pleurs, des cris, du désarroi, de l'incompréhension des soignants autour de moi. Ma collègue et amie est en sanglots. Pour ma part, je suis sidérée.

Je suis convaincue que cette loi, folle, inadaptée, coercitive, ne sera pas validée par le Conseil constitutionnel. Sincèrement, j'y crois dur comme fer. Ce n'est pas possible ! Le système de santé souffre déjà tellement du manque de soignants, la situation est extrêmement tendue. Et pourtant... Nous allons devoir choisir, pistolet sur la tempe, entre notre emploi et une injection expérimentale dont les essais cliniques sont inachevés et biaisés. C'est pour moi totalement surréaliste. Le gouvernement a tranché : il est prêt à exclure une partie de la population pour sauver le reste d'un rhume banal voir d'une affection souvent asymptomatique. Incroyable, mais vrai. La machine s'emballe. Je crois même qu'elle déraille. Tout le monde déraille.

Que se passe-t-il alors ? Beaucoup de soignants plient malgré eux. Nombreux partent se faire vacciner en pleurant. Quel professionnel digne de ce nom peut injecter un tel produit à une personne en pleur ? A-t-il recueilli son consentement ? Tout devient permis, tant que la personne est « vaccinée », le reste on s'en moque ! L'humanité en prend un sacré coup ! Quelle honte ! J'ai honte pour tous ceux qui se comportent aussi mal. Je suis en colère contre les médecins qui refusent l'accès aux soins à des patients parfois gravement malades parce qu'ils ne sont pas « vaccinés ». Ils bafouent le serment d'Hippocrate ! Hippocrate qui d'ailleurs doit se retourner dans sa tombe. Les médecins devraient être le verrou. Il a sauté. On leur interdit de prescrire, de soigner et ils laissent faire ! Ce sont eux qui devraient être suspendus.

Je perds pied peu à peu. Je ne trouve plus le sommeil. Je ne dors plus que trois ou quatre heures par nuit. Je me lève, je tourne en rond, je pleure. Les journées de travail deviennent un supplice. Je ne parviens plus à me concentrer. Il m'arrive de m'arrêter sur la route pour tenter de reprendre mes esprits. Je dois annoncer à tous mes patients que je vais devoir quitter mon travail. Je pleure chez moi, je pleure chez eux. Ils n'y croient pas, ils pensent que je vais finir par céder. Pour mes patients, je ne peux pas perdre mon travail ainsi. C'est inconcevable. Et pourtant… Je les « abandonne ». Sur les trois infirmières de ma tournée, nous sommes deux à quitter notre travail. Ce moment est très douloureux pour nous toutes, également pour celle qui reste. Elle fait le choix de se vacciner pour impératifs personnels. Pourtant, elle ne le souhaite pas. Elle a attendu le dernier moment. Finalement, elle n'aura qu'une dose, car « par chance », elle attrapera ensuite le Covid. Je n'aurai plus jamais de ses nouvelles.

Aujourd'hui, j'ai failli avoir un accident de voiture. Je ne sais pas de quelle manière, mais je me suis retrouvée à contre sens sur une voie rapide. Je suis à bout. Je décide alors de me rendre chez un médecin. J'obtiens un arrêt de travail. J'essuie au passage quelques remarques désagréables et pleines de jugement de la part de ce jeune docteur. Je souhaite simplement un arrêt jusqu'à la date de la suspension, car je ne suis pas en mesure de travailler correctement. Je ne souhaite pas un arrêt de complaisance, j'assumerai le jour dit de prendre en pleine gueule mon interdiction d'exercice, je veux simplement être mise en retrait sur quelques jours pour ma sécurité et celle de mes patients.

J'essaie de nouveau de trouver des arguments en faveur de la vaccination. Je recherche la composition des injections. Mais il y a trop d'incohérences, trop d'aberrations, de dissimulations. Les divergences scientifiques sont étouffées. La censure me dérange fortement. Pour imposer une pensée unique, on nous fait désormais du chantage. Déjà, le passe nous exclut de la vie sociale. Mais là, nous passons un cap. Le 15 septembre 2021, le gouvernement retirera aux soignants et apparentés leur droit de travailler, de subvenir à leurs besoins et à ceux de leur famille s'ils refusent de se faire vacciner. Pire encore, les choses sont menées de telle sorte que les dissidents n'auront pas droit à une protection sociale minimale vitale. Même les prisonniers ont plus de droits que ces soignants réfractaires…

Je me rapproche alors d'autres professionnels dans une situation identique. Je participe à de nombreuses manifestations. Celles des « anti-passe » et des « anti-vax » selon les termes utilisés avec légèreté par la presse.

Émile
(Aide-soignant, centre hospitalier)

Au 15 septembre 2021, tout le personnel soignant devra être « vacciné » pour pouvoir continuer à travailler dans ce paquebot qui est notre hôpital et qui sombre lentement mais sûrement. Pourtant, nous n'avons rien percuté !

Me concernant, il est hors de question de recevoir une injection expérimentale sans avoir un consentement libre et éclairé.

De retour de congé, je vous explique vite fait un peu ma situation, car quand un souci arrive, il y en a un deuxième qui suit et ainsi de suite. Rappelez-vous quand j'étais en colonie de vacances.

Depuis ces onze dernières années, je suis en couple avec une femme originale, marrante, aimante, toujours prête à aller n'importe où, musées, visites de villages, montagne, voyages, etc. Tous les jours sont merveilleux grâce à notre complicité et nos rires. Cette année 2021 est exceptionnelle, car nous avons pu avoir trois semaines de congés ensemble cet été.

En vacances, ma tête ne pense plus au travail ni aux annonces gouvernementales.

Un week-end d'été, ma compagne me fait la surprise de m'offrir deux jours dans une cabane perchée dans les arbres. Génial, un endroit emplit de sagesse et de romantisme comme je les aime. Je suis bien. C'est marrant cette cabane ressemble à un gros gland !

Je ne sais pourquoi, voilà qu'après ce week-end de juillet, c'est moi le gland : mon amie me quitte ! Je me retrouve tout seul, suis-je un vieux chêne ? En plus, à la radio, à ce moment précis, passe la chanson de Patrick Juvet « *où sont les femmes* ? ». Ça, c'est le premier souci.

Le deuxième : la reprise du travail, ce lundi 13 septembre 2021. Me voilà dans mon service tout frais et reposé de ces trois semaines de vie en ermite.

Mes collègues m'annoncent qu'ils se sont tous fait « vacciner » par cette injection expérimentale. Pour moi, c'est un choc étant donné que les mois précédents, aucun d'entre eux ne voulait d'injection. Je respecte leur décision et l'équipe me respecte. Mais que s'est-il passé ?

Dans ma tête en l'espace de quelques secondes, je me remémore tout ce temps passé à l'hôpital durant ces onze dernières années :

- J'ai donné le meilleur de moi-même,
- j'ai remplacé les collègues malades,
- j'ai décalé des jours de congé pour ne pas mettre le service en difficulté,
- j'ai toujours répondu présent.

Car je sais que derrière nous il y a un patient. Un patient qui mérite le meilleur en termes de soins, de réconfort et d'humilité. Malgré la fatigue, la charge de travail, le manque de personnel, le manque de matériel, le salaire qui n'est pas à la hauteur de notre dévouement, nous sommes toujours là avec le sourire et l'envie de travailler.

Nous sommes utiles et indispensables dans ce monde déshumanisé. Mais durant combien de temps encore ?

Ludovic
(Infirmier hospitalier)

Cela fait un moment que je n'écoute plus notre cher Président de la République. À chaque fois qu'il prend la parole, c'est pour faire peur aux gens.

Mais le lendemain des annonces gouvernementales, une queue monumentale a lieu devant le centre de vaccination de l'hôpital. Je rigole en moi-même. Comment se fait-il que les gens attendent que ce grand monsieur parle pour faire ce qu'il dit. Pourquoi ne l'ont-ils pas fait avant, durant l'hiver ? Ou pourquoi n'attendent-ils pas le mois de septembre pour voir venir les choses ?

Je reste dubitatif devant autant de panique chez mes collègues. Pour ma part, je ne suis pas en colère. Je reste calme, serein, positif, chacun fait ce qu'il veut. J'attends le 14 septembre prochain, date fatidique pour les soignants qui devront être vaccinés sinon en sursis. Entre-temps, il peut se passer des choses.

Comme à mon habitude, je me promène sans masque. Je vais au centre commercial sans masque et j'attends que l'on me dise quelque chose. Plus on me contraindra à faire quelque chose, plus je tomberai dans la désobéissance civile. Les gens me regardent avec leurs grands yeux, d'autres sont étonnés ou contrariés. Je ne fais pas de la provocation, loin de là. Je le mets quand on me le dit. Je ne rentre pas non plus dans la discussion, cela ne sert à rien. Le sujet est tabou, c'est juste bon pour s'engueuler et je n'en ai pas envie. Je fais juste ce qui me semble bon pour moi. C'est tout.

Ce qui me fait mal, c'est qu'il n'y a plus de liens sociaux, plus de fraternité entre nous. Il y a eu et il y aura toujours de l'égocentrisme. Mais à ce point ! C'est déroutant. De l'individualisme en pleine pandémie, alors qu'on devrait tous se serrer les coudes et avancer ensemble main dans la main.

Ce qui me fait mal, c'est le fait que les gens sont entrés dans une espèce de psychose alors que je vis tout à fait normalement. À un détail près, je ne fais pas de restau, pas de ciné. Du coup, je fais des économies et ce n'est pas plus mal. Les temps sont durs en ce moment !

Je vais être à la rue alors qu'il manque 5 700 lits et que, quelques mois auparavant, la direction a fait revenir des soignants positifs et asymptomatiques. C'était le bordel à l'époque. On avait besoin de nous. Du coup, j'ai été applaudi. Waou, du jamais vu. Moi, applaudi ! Qu'est-ce que j'étais bon !

Actuellement, les choses ont changé. Dans mon service, nous ne sommes plus que trois ou quatre à ne pas vouloir nous faire vacciner. Mais plus les jours avancent et plus je vois le nombre de mes collègues réfractaires à l'injection diminuer. Si bien que fin août, je suis tout seul à encore refuser cette injection. Étant de nuit, j'ai moins de pression. Je vois surtout mes collègues et cadre aux transmissions un quart d'heure le matin quand je termine ma nuit et l'après-midi quand je la commence. Je suis isolé.

Une infirmière un jour me dit :

– Tu vas te faire vacciner ?

Je lui réponds que non. Sur ce, au lieu de se préoccuper de mon mal-être, de mon refus de cette vaccination, d'essayer de comprendre mon état d'esprit ou peut-être de m'orienter vers cette vaccination, sa seule question sera :

- Mais qui va faire tes nuits ?

Cette question jette un froid, car je comprends bien qu'elle se préoccupe plus du planning que de ma personne. De même que si un jour je suis en arrêt maladie du jour au lendemain, elle ne se posera pas la question de savoir pourquoi ni comment je vais, mais se demandera : — Qui va le remplacer ?

À partir de début septembre, je ressens la pression de la part des cadres. Je reçois leurs appels téléphoniques pour me demander mon positionnement.

C'est ainsi que le 3 septembre, j'ai quatre coups de fil de ma chef sur mon répondeur.

Suite à tous ces appels téléphoniques et différents courriers de la direction, dans la nuit du 6 au 7 septembre, j'envoie un courrier à mes supérieurs pour porter plainte pour harcèlement moral au sein de l'hôpital.

Le 10 septembre 2021, j'embauche à 21 h 15. Je sais très bien que quelqu'un de la direction va venir contrôler mon test Covid par PCR. La faisant fonction de cadre est là pour le vérifier alors que je suis occupé, en pleine transmission infirmière avec l'équipe de soins. Elle me prend à part dans son bureau.

– Vous savez pourquoi je suis là ? me dit-elle.

– Oui, on ne se voit qu'une fois par an ! Donc, c'est pour me dire bonjour.

Je n'en mène pas large puisque j'ai dans la tête ma lettre de plainte ainsi que mon contrôle de PCR, cependant fait dans les règles. Ma cadre-chef reprend :

- Je suis là entre autres pour vous dire bonjour, mais aussi pour contrôler votre schéma vaccinal ! J'ai les ordres du directeur !

Pauline
(Infirmière libérale)

Par « chance », je considère effectivement que c'est une chance, j'ai pu être en contact avec une amie « positive » à la fin de l'été.

Je déclenche alors un QR CODE positif à mon nom, ce qui me permet d'être hors d'atteinte durant 6 mois. Je peux, donc, travailler plus sereinement quelque temps et honorer la promesse faite à mon mari, de ne pas perdre notre niveau de vie.

En parallèle, durant tout l'été, je manifeste et accueille chez moi de nombreuses personnes suspendues et soutiens des collègues.

C'est vital, c'est ce qui me tient debout.

4- La suspension des soignants

Le 15 septembre 2021 : suspension des soignants ou du personnel hospitalier sans première injection vaccinale.

Barbara
(Médecin hospitalier)

Je refuse de me faire vacciner tout en respectant les gestes barrières et en me faisant tester toutes les 48 heures. Je ne fais prendre de risque à personne.

Et pourtant…

Le 14 septembre 2021, je suis mise à la porte par ma Direction.

Le 15 septembre 2021, je suis dehors et « exclue » de la société. N'ayant même pas droit au chômage, je suis rayée de la liste des citoyens…

Je reste avachie toute la journée sur mon canapé. Lui, il veut encore un peu de moi.

Mikeline
(Infirmière libérale)

Le 15 septembre 2021, je me retrouve entourée de nombreux soignants devant l'hôpital public de notre région. Je constate alors que nous ne sommes pas trois ou quatre hurluberlus isolés comme les médias et le gouvernement s'appliqueront à le faire croire à la population crédule, mais des dizaines localement. Et en France, des milliers : des suspendus, mais aussi les CDD non renouvelés, les retraites prises par anticipation, les démissions, les arrêts maladie…

Des discours sont prononcés, des pétards claquent, des pleurs se voient sur les visages, beaucoup de pleurs. L'humanité en prend un coup ce jour-là. Un grand coup ! Le tout s'est déroulé dans une indifférence à peine croyable. Cela ne dérange visiblement pas grand monde. On met à la porte des milliers de professionnels de santé, comme ça, sans sourciller. Et après, ce sera à qui le tour ? Le boulanger qui refuse de mettre de la farine de grillon dans ses préparations ? Pourquoi pas. Désormais tout est possible. Une brèche s'est ouverte !

Le soir, nous rentrons chez nous. Un encart dans la presse locale.

Puis, l'oubli.

Léonie
(Auxiliaire puéricultrice, maternité, hôpital)

14 septembre 2021 : une date à jamais gravée.

7 heures : je boutonne ma blouse, machinalement comme depuis onze ans dans ce vestiaire. Seulement, ce matin, le cœur est lourd, c'est peut-être la dernière fois. J'ai l'espoir que non, mais au fond je ne sais pas trop ce qu'il en est vraiment.

La journée démarre par les transmissions (réunions quotidiennes entre l'équipe de soin de nuit et de jour pour s'assurer la continuité des soins). Puis, je commence mon tour dans le service. Je rentre dans la première chambre. Je me présente à la patiente :

– Léonie, auxiliaire de puériculture.

Derrière chaque porte, c'est une histoire différente.

Ce matin, c'est vraiment étrange, je fais au mieux dans chaque chambre, avec toute la douceur et l'empathie dont je sais faire preuve, gardant la passion de mon métier. Mais au fond de moi, je me sens perdue, je doute. Il faut faire bonne figure, même si l'ambiance est pesante, et ce depuis une dizaine de jours à vrai dire.

Ma surveillante me demande où j'en suis dans mes vaccinations. La direction m'appelle pour savoir si j'ai démarré mon schéma vaccinal. N'ayant pas fait ma première injection, je sais que demain, je ne serai plus là.

Ce matin, en plus de toutes ces difficultés à gérer dans ma tête, je dois former ma propre remplaçante qui ne sait nullement qu'elle va se substituer à une très prochaine suspendue. Dur, dur ! Je me garde bien de le lui dire. J'essaie de faire bonne figure et je tiens jusqu'à la pause où elle me dit :

– Tu pourras me montrer les vestiaires ? La surveillante m'a dit que des casiers se libéraient ce soir.
Je lui réponds :
– Le mien !
S'en suit un silence traduisant la gêne.

Auprès de « mes » patientes et de « mes » bébés, je tiens encore ! J'aime ce que je fais et je veux profiter de cette journée, jusqu'à ce que je croise de nouveau ma surveillante qui me demande comment je vais faire, qui me rappelle que je ne cotiserai plus pour la retraite si je suis suspendue sans salaire. Alors je craque, je n'en peux plus de cette pression. Les larmes coulent.

19 heures : la fin de garde arrive. Je file au vestiaire. Demain, je n'embaucherai pas à mon plus grand regret. Je suis contrainte et forcée de quitter mon travail. Je vide mon casier, mets tout en vrac dans des poches plastiques. Aurais-je la force de les trier à la maison ?

Dans le même temps, je reçois un mail de la Direction de l'hôpital qui m'informe de ma suspension.

Ma gorge est serrée, mon cœur est lourd. Je ne fais que pleurer. Je suis à la fois en colère et très triste. Je prends conscience que je ne suis qu'un pion. Je pars.

Cela clôture les dix jours de pression que nous avons eus avec les quelques collègues suspendues. Dix jours de coups de téléphone de la direction, de nos cadres sur nos jours de repos et de discussions dans les couloirs pour savoir où on en était de notre choix vaccinal.

Au grand jamais, on a pris le soin de me recevoir dans un bureau pour échanger sur mes opinions quelles qu'elles soient et me demander comment je vais. Un coin de couloir fait l'affaire !

Le 15 septembre 2021, je reçois à mon domicile un courrier recommandé au cas où je n'aurais pas bien compris.

Ce jour-là, ma vie professionnelle bascule : je suis suspendue pour la première fois de ma vie.

Je suis triste. Triste d'avoir dû arrêter mon travail. Jamais je n'aurais imaginé le quitter, encore moins comme cela.

Je suis également en colère. En colère, car je ne peux exercer mon métier. Ce sentiment de n'avoir été qu'un pion sur un planning. Dans un métier où le côté humain est primordial, il n'y a aucune humanité de la part de nos supérieurs.

Je ne me sens plus une soignante dans une équipe, mais une personne non vaccinée qui est mise à la porte. Aucune pitié.

J'ai fait le choix de ne pas me faire vacciner, tout d'abord en tant que personne, car cela ne résonnait pas en moi. De plus, ayant déjà des soucis de santé, je ne souhaite pas prendre de risques avec cette injection expérimentale rentrant dans le cadre d'un essai clinique de phase trois, car nous n'avons pas ou très peu de recul. Enfin, je ne suis pas convaincue par les explications de différents médecins que j'ai pu rencontrer sur ce qu'est vraiment cette injection par rapport à sa composition et ses effets secondaires notamment.

Prendre la décision d'être suspendue, plutôt que d'être vaccinée est, me concernant, la façon de me protéger, d'être juste avec moi-même, de protéger ma santé.

Tout cela grâce au soutien de mon mari et de ma famille qui m'a aidée à ne jamais craquer.

Émile
(Aide-soignant, hôpital)

- Émile !

Ma cadre de service me demande de lui présenter un test PCR négatif pour pouvoir travailler aujourd'hui. Je lui réponds que je n'ai pas de test PCR. Sur le champ, je suis convoqué à la Direction générale.

« Pas de test PCR et pas de première injection pour le 15 septembre, alors je vous suspends ».

Cette personne que j'ai en face de moi, l'Attachée d'Administration Hospitalière, n'a aucun état d'âme. Sa seule parole et question est :

- Vous allez vivre comment sans salaire ?

Je garde le sourire sans un mot et je sors avec ma suspension en main.

Mardi 14 septembre 2021 à 16 heures.

Il en est fini de mon métier de soignant. Je repasse dans le service pour annoncer à mes collègues ma décision. Certains me disent de me faire « vacciner » pour garder l'emploi, d'autres rien, sans avis, sans aucune opinion, sans aucun état d'âme, non plus.

Je remets ma tenue de travail dans le vestiaire, sans paroles, sans colère, juste triste.

Je monte dans ma voiture et je quitte le parking de cet immense paquebot qui sombre dans la folie sans un regard en arrière.

Quand je repense à ce mépris de notre Direction qui nous expulse sans ménagement, sans aucune considération, comme des inconnus, je comprends, à ce moment-là, que je ne suis pas Émile, mais bien un pion sur un échiquier.

Que va-t-il se passer maintenant ?

Je réalise que le Graal n'est pas à l'hôpital.

Mercredi 15 septembre 2021, 8 heures du matin.

Aujourd'hui, je me lève non pas pour aller travailler, mais prendre du temps pour moi, réfléchir à tout ce mal qui s'abat sur nous et sur moi-même.

Vous vous rendez compte, je refuse un « vaccin expérimental » qui ne vous protège pas de la contagion !

J'y reviens encore dessus. Mais comment des millions de Français ont-ils accepté la soumission de leur corps ? Pour le moment, je ne détiens pas de réponse cohérente. Cela m'attriste pour cette majorité de citoyens, car j'ai bien peur que dans quelque temps nous entendions dire « Si j'avais su ! »

Ludovic
(Infirmier hospitalier)

Le lundi 13 et le mardi 14 septembre, je ne travaille pas.

J'embauche **le 15 septembre** à 21 heures. Je sais que, normalement, je suis suspendu, mais n'ayant rien reçu de qui que ce soit, je me présente à mon poste de travail. J'ai du soutien. Quatre collègues nouvellement suspendus m'attendent sur le parking. J'arrive dans mon service. La faisant fonction de cadre est présente alors qu'en principe, elle est, ce jour, en congé. Ça commence bien !

– Qu'est-ce que tu fais là ? me demande-t-elle d'un ton trop familier.

– Ben je viens travailler pardi ! Mais tu n'es pas en congé normalement ? C'est bête avec ce plan blanc, tu es obligée de revenir sur tes congés… j'ironise.

– Je viens te remplacer, me répond-elle. Ludovic, t'es-tu fait vacciner ?

– Je n'ai pas à te répondre, la médecine préventive a mon schéma vaccinal.

– Dis-moi au moins à moi que je sache si je dois me changer et me mettre en tenue ou pas !

Je ne réponds pas et monte prendre les transmissions. Une autre faisant fonction de cadre me demande mon schéma vaccinal.

Je suis content, je fais chier tout le monde. Tout le monde veut savoir et moi je tourne en rond, je les fais mariner un peu. Puisque je vais me faire jeter comme une merde, autant les enquiquiner une dernière fois, qu'elles se souviennent de moi.

Tout le monde se sent un peu con. Et moi donc ! Je jubile de les voir mariner, je jubile de les voir trépigner.

- Faut se changer et le remplacer le collègue ou non ?
- Non d'une pipe, il va parler qu'on en finisse !

Du 17 septembre au 4 octobre, je suis officiellement en vacances ? Suis-je payé ou suspendu ? Quel est mon statut ? Je reçois de la poste un récépissé pour aller chercher un recommandé. Je sais ce que c'est et je n'y vais même pas.

Me voilà officiellement suspendu !

Comment peut-on en arriver là : être applaudi à 18 heures sur les balcons puis quelques mois après, jeté à terre sachant qu'il manque des lits, que le système de santé se dégrade depuis x temps.

Je n'ai rien contre les vaccinés ou non vaccinés. C'est le choix de chacun, j'ai fait le mien. Et je tiens à ce que l'on me respecte, ce qui n'est pas fait malheureusement.

Comment peut-on mettre des gens à la rue en pleine pandémie ? Sans déconner, une pandémie avec soi-disant des morts partout, des hôpitaux surchargés, du personnel à bout de souffle qu'ils disent là-haut, tout là-haut.

Et mes collègues et moi-même sommes à la porte en train de chercher un autre boulot.

Il n'y a pas comme un petit problème ?

Pauline
(Infirmière libérale)

Depuis mon infection Covid de cet été, je dispose d'un QR code, donc d'un passe sanitaire pour six mois.

Au 15 septembre, je travaille donc. Je manifeste aussi.

Cependant, les rangs de la résistance se clairsèment. Le moral flanche. Je me sens seule, délaissée et affaiblie. Je tiens à souligner que beaucoup se sont fait injecter, de force, mais ont lâché en même temps le « combat ». Les difficultés ne s'arrêtent pas au niveau professionnel. Certains amis nous délaissent. Nos familles sont dans l'incompréhension. Le soutien se fait rare. Les débats se multiplient avec toujours les mêmes arguments médiatiques. Le jugement est lourd à porter pour moi qui n'ai aucune confiance en moi.

Alors je les laisse dire, je ne débats plus, mais je garde mes convictions. Je ne suis pas sûre que ce soit la solution. J'ai des envies de révolution, mais moi aussi j'ai un côté lâche et je n'arrive pas à assumer complètement ni à m'exprimer. Je préfère ne pas débattre, c'est mon confort à moi.

Ne souhaitant pas replonger dans la dépression, je prends de la distance et m'expose moins.

Je lutte en sous-marin et aide les gens qui luttent contre l'obligation. Souvent, je crains pour ma famille, mais j'ai besoin d'être active pour faire bouger les choses.

L'APRÈS ?

1- L'après-suspension des soignants du 15 septembre 2021

Barbara
(Médecin hospitalier)

Que faire ?

Tourner en rond chez moi ? Hors de question ! Passer mon temps à chercher des explications sur internet que je ne trouverai jamais : non !

Se regrouper en groupe dissident contestataire ? Pourquoi pas. Nous organisons des rendez-vous, des rencontres de paroles chez les uns et les autres, puis nous créons un collectif, puis une association composée au départ de quatre à cinq personnes qui grossira à vue d'œil. Je suis heureuse de cela. Mais, après quelque temps, le sentiment de solitude et l'isolement reviennent. Mes patients et mon métier me manquent. Je veux revenir dans la société ! Je n'ai pas demandé à en sortir. Alors, que faire ?

Devenir dépressive, bouffie et alcoolique dans mon canapé en caressant mon chat ? Non !

Comment me reconstruire ?

Retourner au travail ?

Mais comment y revenir sereinement avec envie et passion et sans céder au chantage de la « vaccination » ?

Décembre 2021.

Après plusieurs mois de « résistance », je me plie au caprice du Dieu. De grosses larmes épaisses coulent sur mon visage comme un camembert trop vieux coulant sous la lame d'un couteau trop aiguisé : je cède, je me fais « vacciner » !

Pour retourner à mon travail. Pour des raisons financières, mais aussi de sens à ma vie.

Par ce retour à la vie normale, tout est réglé ? Non. Au contraire, c'est très dur. On est entre deux : ni « complotiste, anti-vax, rebelle » ni « obéissante, soumise, dans le droit chemin ». J'ai le sentiment de n'appartenir à aucune case. Traître pour les uns, mouton noir pour les autres. Je reste une « pestiférée ».

Mes confrères médecins ne me parlent plus, une partie des infirmières reste indifférente. Il s'est passé de tels bouleversements dans ma vie et pourtant, à l'hôpital, rien n'a changé. C'est le calme plat. Décalage, dissociation, perte d'identité ? Qui suis-je ? Car, je ne suis plus la même.

Mes espoirs, ma motivation, mon énergie se sont volatilisés, mais pas mes idées. Je les garde pour moi, je m'efface, je fais « semblant », mais au fond de moi, je conserve mes valeurs de cohérence, de sens.

14 mars 2022.

Fin du port du masque obligatoire et du passe vaccinal. La France est ainsi « libérée », grâce à notre Président qui est maintenant parti en guerre en Ukraine.

Décembre 2022.

Nous avons tous espéré un sursaut citoyen, un changement de politique aux élections présidentielles d'avril 2022, la suspension de cette obligation vaccinale chez les soignants et ne pas devoir recourir à la quatrième dose de vaccin.

Et puis ? Rien.

Rien n'est venu.

Rien n'a bougé. Pas de changement de cap électoral, même président, même politique. Tout est reconduit dans l'indifférence citoyenne.

Au 1er décembre 2022, l'obligation vaccinale chez les soignants est maintenue en France. La France qui reste un des seuls (bientôt le seul) pays en Europe (au monde ?) à ne pas avoir réintégré ses soignants suspendus alors qu'on manque toujours cruellement de personnel de santé dans les établissements de soins.

Ainsi, trois ans après confinements répétés, masques, contrôle des entrées, cas contacts, cas Covid, isolement… tout est oublié !

Pourtant, le passe sanitaire est toujours d'actualité dans les établissements de santé et l'obligation vaccinale pour les soignants persiste.

Pour nous, rien n'est oublié.

13 mai 2023.

Suspension de l'obligation vaccinale contre le Covid-19 pour les professionnels de santé et étudiants (Décret n° 2023-368).

Il s'agit d'une suspension de suspendus.

Que retenir de tout cela ? Quel médecin suis-je devenu ? Si changement en moi il y a, c'est celui du renforcement de mes valeurs humanistes, de ce que je veux faire de mon métier de médecin : mes malades, je les soigne avec davantage de temps, d'écoute et je refuse de me soumettre à une médecine uniforme dictée uniquement par des protocoles et des lois. Pour l'instant, je peux encore faire la médecine du cas par cas, celle qui me paraît juste et humaine.

Mikeline
(Infirmière libérale)

Septembre 2021.

Nous sommes nommés les suspendus. Suspendus, mais à quoi ? Nos vies entières sont en suspens…

Insultés, méprisés, exclus, mis au ban de la société pour ? Pour avoir souhaité disposer de notre corps librement. Pour avoir refusé de nous soumettre à un chantage immonde. Nous sommes punis, car nous avons le culot de nous questionner sur un médicament qui nous est imposé.

Je suis en deuil. Je dois faire le deuil d'un sentiment d'accomplissement, le deuil d'un bonheur perdu. Comment m'en sortir, comment rebondir ? Comment réparer mon cœur meurtri ? La stigmatisation est forte, je suis montrée du doigt, traitée d'assassin. C'est insupportable. Cela fait trop mal. Beaucoup d'entre nous feront une dépression. Certains mettront fin à leurs jours. Les autres « restants », nous nous accrochons, nous tenons le coup, nous nous battons pour ce qui nous semble juste.

Trouble du sommeil, irritabilité, fatigue, angoisse, difficultés de concentration, tristesse, peur, incompréhension, colère, la liste est longue. Voilà mon quotidien. C'est aussi celui de mes enfants et de mon époux qui vivent désormais avec l'ombre de moi-même. Je suis là sans être là à vrai dire.

J'aimais mon métier. Je le faisais avec joie et enthousiasme. J'ai l'impression que l'on m'a volé une partie trop importante de ma vie. Je ne l'avais jamais mesuré jusque-là. Je n'avais pas conscience à quel point mon métier me tenait debout, que ce n'était pas juste un métier, mais bien une partie intégrante de mon identité. On me retire donc un bout de moi. La douleur est si vive que je crois bien que certains jours je vais perdre pied, je vais sombrer définitivement.

Je pensais que ma famille serait à l'abri du besoin. Je n'aurais jamais cru perdre mon emploi. Il y a tellement de besoins dans le soin. Je n'imaginais pas vivre un jour une telle situation. Cette tragédie nous plonge dans le chaos, dans l'incertitude avec une peur de l'avenir insoutenable. Que va-t-on devenir ? Comment élever nos enfants ?

Je suis tellement anéantie que je ne parviens pas à envisager une reconversion. J'essaie pourtant. Mais, je reste clouée là, à espérer, à désespérer.

Je perds alors tout mon réseau professionnel. En tant qu'infirmière libérale, je travaillais avec de nombreux services d'aide à la personne, pharmaciens, médecins, kinés.

Je crois que ce qui est le plus difficile à gérer, c'est la peur. Les peurs sont multiples : peur irrationnelle du Covid, peur des non « vaccinés », peur du « vaccin » et peur des gens en général. Moi, je fais partie du dernier groupe. J'ai peur des gens. Je suis terrifiée. Je ne peux plus dormir, je fais sans cesse des cauchemars. Je suis très inquiète pour mes enfants, pour ma famille. Je redoute qu'un jour une milice rentre chez moi pour nous injecter de force. Je ne suis pas la seule à avoir cette peur, nous sommes sans doute nombreux. Une autre soignante m'a confié qu'elle et son frère s'entraînent à tirer à la carabine chez leurs parents au cas où l'on viendrait nous agresser. Vous vous rendez compte ?

La malveillance est telle, l'agressivité omniprésente, c'est insoutenable. Les médias sont si vindicatifs à l'encontre des soignants non « vaccinés », les discours si malveillants que je ne peux plus les écouter. Nous, les « antivax », sommes des assassins, la honte de toute une profession, indignes de notre métier ! Voilà ce que l'on peut entendre à la télévision, à la radio, dans la rue, en amenant les enfants à l'école, partout, tout le temps, du matin au soir ! L'appel à la haine est clair ! Il faut nous attraper de force. Est-ce cela le travail des journalistes ?

Je suis convoquée devant le juge ! J'ai refusé que ma sœur handicapée dont j'ai la tutelle soit « vaccinée ». Je me suis donc retrouvée face à un magistrat agressif, qui m'a traitée d'« antivax ». Il a dit des absurdités plus grosses que lui au sujet du « vaccin ». Mais bon, il est juge alors il sait tout mieux que tout le monde, non ? Il me menace de me retirer la tutelle, deux fois au cours de l'entretien. Il se permet de remettre en question mes capacités à gérer l'aide apportée à ma sœur, sous-entendant que je suis sans doute dérangée. Il montre de l'inquiétude pour ma sœur, pour clairement m'intimider.

Ainsi, ma sœur a reçu x injections…

Je vis tour à tour l'exclusion, la stigmatisation, et maintenant l'humiliation. Je me retrouve encore une fois isolée. Je me replie sur moi-même, renforçant mon isolement.

Le gouvernement, par la brutalité de ses choix de gestion de la crise sanitaire, détruit littéralement des vies. De nombreuses vies et de bien des façons.

Le drame n'est pas que financier ou matériel, il s'agit bien d'un drame humain avant tout. Je trouve cela d'une tristesse inouïe. C'est dramatique. Affligeant. Comment peut-on en arriver là ?

Que faire durant ce temps de « suspension » ? Subir en silence ? Hors de question ! Il faut se battre, faire éclater la vérité. En avant ! Une association locale se crée. Je les rejoins. Rapidement, celle-ci dépasse les mille adhérents. Pendant de nombreux mois, j'organise des manifestations, chaque semaine, deux fois par semaine. Nous nous mettons en bord de route, sur des axes très fréquentés, aux heures de pointe avec de grandes pancartes sur lesquelles nous écrivons des messages qui nous semblent importants de communiquer à la population. Les messages évolueront d'ailleurs tout au long de la « crise sanitaire ». Les agents des services de renseignement me contactent régulièrement au départ. Puis, ils s'arrêtent. Peut-être comprennent-ils que je ne suis pas une criminelle ? Ils doivent avoir suffisamment d'informations à mon sujet. Qu'importe, je ne fais rien de mal, me semble-t-il ? Je suis passée de mère de famille, banale infirmière de campagne à l'objet de toutes les attentions des Renseignements Généraux de ma région. Je trouve cela ridicule. Je les trouve insignifiants, pantins serviles aux mains d'un gouvernement qui les instrumentalise. J'espère que cela ne durera pas.

Il n'est maintenant plus possible de le cacher. « Tous vaccinés, tous protégés » est un mensonge. Malgré l'évidence, nous restons suspendus. Des soignants positifs, mais vaccinés, parfois même symptomatiques, se rendent sur leur lieu de travail. Ils ne peuvent pas s'arrêter, il manque trop de soignants. Étonnant ? Non, simplement dans la continuité des aberrations qui se succèdent depuis le début. Mais cela ne choque pas. On nous vend une maladie hautement contagieuse et extrêmement mortelle, mais on envoie des gens malades soigner des personnes fragiles et vulnérables dans les hôpitaux, les EHPAD…

À quel moment mes semblables ont-ils arrêté de réfléchir ? De penser ?

Souvent, je les questionne :

– Crois-tu vraiment que si la maladie était mortelle, tu irais travailler atteinte du Covid ?

– Tu rentrerais chez toi avec le risque de tuer tes enfants ?

– Nous sommes bien d'accord que tu as bien saisi que ce n'était pas le cas ?

– Tu connais beaucoup de personnes qui sont décédées du Covid ?

– Dans la structure où tu travailles, ils sont vraiment très fragiles ? Sont-ils tous morts ?

Point de réponses à toutes mes questions. Pourtant, je tente de les raisonner… en vain. Je reste ainsi des mois sans pouvoir travailler.

Septembre 2022.

Cela fait une année que nous sommes suspendus, sans travail, sans salaire, exclus de la société. Un an plus tard, et toujours là, nombreux sur le rond-point. Pancartes, banderoles, fumigènes. Une voiture s'arrête, l'homme s'approche, il est médecin. Il nous félicite pour notre courage. Courage que lui n'a pas. Il nous remercie, il est d'accord avec nous. Les médecins sont nombreux à savoir et à avoir compris, mais ils se taisent, ils ont peur. Il faut dire qu'ils se font lapider s'ils ont le malheur de l'ouvrir.

La presse s'est déplacée. Bien entendu, une fois de plus, ils s'appliquent à nous discréditer. C'est cela leur travail ? J'en doute.

Quelques mois plus tard, nous nous sommes rassemblés de nouveau pour faire du bruit. La France est le seul pays à maintenir les soignants sur la touche. Il faut que cela cesse. C'est long, trop long. J'ai failli craquer parfois. J'ai failli faire un faux « vaccin », mais je n'y suis jamais arrivée. Localement, nous sollicitons à plusieurs reprises un entretien avec la directrice de l'ARS (Agence Régionale de Santé) pour discuter de la situation des suspendus dans un contexte où les urgences sont régulièrement fermées. Aucun retour, jamais.

Le hasard fait bien les choses. Nous allons obtenir une visibilité inattendue, inespérée. La réforme des retraites ! Elle mobilise beaucoup de monde, des milliers de personnes et le cortège de la manifestation va passer devant notre point de rassemblement. Un journaliste peu scrupuleux se permettra d'écrire le lendemain dans son quotidien que nous avons profité de cette manifestation pour nous faire remarquer. C'est faux, notre rassemblement est déclaré depuis des semaines en préfecture alors que celui des manifestants pour les retraites ne l'est que depuis quelques jours. Ce chroniqueur ment, il nous dénigre alors qu'il n'a pas fait la démarche de venir nous rencontrer pour nous questionner. Il n'a pas pris la peine de vérifier les informations qu'il diffuse, alors qu'elles seront lues par beaucoup de citoyens qui vont probablement le croire. Nous écrirons en réponse à ce journal pour évoquer ce mensonge. Nous attendons toujours une réponse.

Heureusement, certaines personnes ne sont pas dupes et nous soutiennent. Beaucoup de dons sont récoltés, les gens sont généreux et compatissants à notre cause.

Décembre 2022.

Enfin ! Je l'ai ! Je suis positive !!! Pas malade, positive. Presque deux années pour parvenir à l'attraper, le Covid. Je vais donc pouvoir travailler pendant quelques mois dans une structure. L'accueil y est dans un premier temps mitigé. Puis, les langues se délient. Mes collègues me confient leurs effets secondaires. D'autres me racontent à quel point cette injection faite par force les a traumatisées, c'était une réelle agression. Mon certificat de rétablissement arrive à son terme. Je quitte l'établissement.

Les mois passent et il faut payer les factures. Par chance, je rattrape le Covid. Nous sommes nombreux à mettre en place des stratégies pour faire en sorte d'attraper le virus. Nous ne sommes pas les seuls. Les soignants qui ont déjà reçu deux doses déploient parfois une énergie folle pour attraper le Covid afin d'éviter une dose supplémentaire. Je les comprends, on s'est bien moqué d'eux. Je trouve cela triste. Navrant.

Avec mon nouveau certificat, je fais des remplacements dans différents EHPAD. Le manque d'effectifs est majeur. Heureusement que les suspendus peuvent reprendre transitoirement quand ils ont un certificat de rétablissement. J'en ai croisé à plusieurs reprises dans les établissements de soins. Personnellement, je prends un malin plaisir à venir appuyer sur le fait que bientôt je vais devoir quitter mon poste pour « non vaccination » et que de nouveau les soignants vaccinés seront dans une situation tendue. Je voudrais bien qu'ils se positionnent !

Un matin, une cadre désespérée est venue me proposer un faux passe. Elle ne s'en sort pas avec ses plannings. Trop de vacations non pourvues. Il lui faut absolument une infirmière.

Retour à la case départ pour moi. De nouveau je n'ai plus le droit de travailler.

Mon téléphone sonne. C'est l'établissement dans lequel j'ai travaillé plusieurs mois auparavant. Le personnel est dans une impasse. On est prêt à me faire travailler même sans vaccination. L'ARS est au courant et a répondu « non », mais la direction préfère une infirmière non vaccinée que pas d'infirmière du tout.

Je remercie mes supérieurs et les félicite d'avoir le courage de se positionner. La plupart des directions préféreront laisser leurs équipes en sous-effectifs.

C'est ainsi que je travaille à temps partiel, au gré des besoins de la structure jusqu'à ce que l'obligation vaccinale soit enfin suspendue. Je me considère comme chanceuse. Dans mon malheur, je peux malgré tout travailler et ne pas trop souffrir financièrement même si mes revenus sont drastiquement amputés.

Mai 2023.

C'est amusant, la suspension des soignants est suspendue. Un jeu de mots d'un goût douteux…

Que retenir ?

Il faut parfois dans la vie faire des choix douloureux, des choix qui vous brisent le cœur et vous blessent d'une façon que jamais vous n'auriez pu imaginer. Nous avons dû abandonner notre métier qui est pour la plupart d'entre nous bien davantage qu'un simple gagne-pain. Soignant, ce n'est pas uniquement ce que nous faisons, c'est ce que nous sommes fondamentalement. Nous avons souffert de façon inouïe dans l'indifférence totale et l'incompréhension. Qui à notre époque est capable de se sacrifier, de sacrifier sa famille, son confort matériel ? Qui au nom de ses valeurs peut accepter de tout perdre ?

Qui sommes-nous, les dissidents qui ont osé dire non à l'extorsion de consentement ?

Nous avons tous usé de stratégies pour nous en sortir financièrement. Je crois, hélas, que je suis obligée même en témoignant de façon anonyme de ne pas tout dévoiler. Ce que je peux vous affirmer, c'est que nous sommes nombreux à avoir menti, triché, dissimulé pour pouvoir avancer. Une chose est sûre, le temps de la vérité viendra et je pourrai enfin tout dire.

Je reprends le travail. J'ai perdu la flamme. Et ma naïveté. Je reste distante face aux choses. Je fais mon métier rigoureusement, mais je n'ai plus le cœur à l'ouvrage. Je me rends bien compte que je suis sur la défensive. Je reste sur mes gardes. Je sais que les apparences sont trompeuses. Personne ne sait que je ne suis pas vaccinée. Peut-être que si mes collègues connaissaient mon parcours, elles me rejetteraient. Je me retrouverais alors une nouvelle fois dans une situation d'exclusion et de stigmatisation. C'est moche, lâche peut-être, mais je n'ai ni le courage ni la force d'affronter la vérité alors, je joue, je fais du théâtre. Je me sens obligée pour me protéger, de tout cacher. Je suis une usurpatrice, je mens par omission. Je ne veux plus avoir à me justifier. Je ne veux plus m'expliquer, argumenter. Je ne veux plus être montrée du doigt, être jugée, stigmatisée. Je ne veux pas non plus être admirée pour mon courage. Je veux juste reprendre le cours de ma vie normalement. Ce n'est pas possible bien entendu, mais je veux au moins essayer.

Ainsi, les choses se déroulent plutôt bien. Personne ne parle du Covid, de temps en temps quelqu'un vient avec un masque. Masque qui disparaît rapidement. Les mails arrivent pour le lancement de la nouvelle campagne de « vaccination ». L'ARS veille. Pour autant, rien. Cela me convient.

Aujourd'hui, mes aspirations sont modestes. Je vais poursuivre mon travail en espérant que jamais plus tout ceci ne se reproduira.

Le temps passe.

Je suis désormais une version de moi-même, certes gravement blessée, mais plus que jamais déterminée. Cette épreuve m'a permis de me révéler, de me prouver que mes valeurs ne sont pas simplement des mots jetés en l'air. Non, je suis bien à la hauteur de celles-ci.

Je tire une certaine gratitude de tout cela. Je me connais beaucoup mieux. Je me sais courageuse et forte. Je n'ai plus peur des jugements. Je vis avec davantage de légèreté. Mes priorités ont évolué, je vois la vie sous un autre angle, tout est remis en perspective.

Par-dessus tout, j'ai rencontré des personnes que je n'aurais probablement jamais rencontrées. Des personnes sans qui je n'aurais sans doute pas tenu le coup. Des humains aux cœurs valeureux. Alors, mais juste pour cela, merci Manu ! (Emmanuel Macron).

PS J'attends toujours la première vague, la deuxième, la troisième…

Léonie
(Auxiliaire puéricultrice, maternité, hôpital)

Octobre 2021.

Un mois est passé depuis ma suspension et mon départ de l'hôpital. Je ne réalise toujours pas vraiment l'ampleur d'une telle décision.

Je suis très inquiète et très attentive sur tout ce qui concerne les effets indésirables du vaccin et les décès, qui commencent à être observés, mais dont les journalistes ne parlent toujours pas.

Le moral n'est pas forcément très bon. Je dirais même qu'il est assez bas et c'est toujours aussi dur d'avoir dû quitter mon travail.

Le seul point positif que je peux trouver, c'est les rencontres faites et notamment avec des soignants suspendus comme moi.

Personne ne parle de nous, les suspendus. Pourtant, il y a un an, les soignants étaient des héros et aujourd'hui nous sommes invisibles.

C'est l'indifférence générale à notre égard.

Novembre 2021.

Deux mois de suspension.

L'état d'urgence est censé s'arrêter, mais le gouvernement décide de le prolonger. L'instauration du passe sanitaire pousse les personnes à se faire « vacciner ».

Cette injection n'est plus, pour moi, sanitaire, mais économique et politique. Les médias n'informent pas sur les effets indésirables de cette vaccination.

C'est également une grosse déception. Au fond de moi, j'ai espoir que tout cela s'arrête au plus vite.

Un avenir professionnel à l'hôpital complètement anéanti commence à se dessiner.

La tristesse fait partie du quotidien et je réalise à quel point j'ai de la chance d'être soutenue par mon conjoint, par mes proches. Cela fait deux mois que je me replie sur moi et je n'ai pas la force d'affronter les gens qui ne comprennent pas ma décision.

Quelques collègues continuent de prendre de mes nouvelles. Cela me touche et je reçois même un colis de leur part.

Décembre 2021.

Nous sommes à trois mois de notre suspension…

Trois mois que notre vie professionnelle s'est arrêtée d'un jour à l'autre.

J'ai encore du mal à réaliser que je ne pourrai plus jamais revêtir une blouse blanche, du mal à me dire que la vie à l'hôpital est terminée.

Au-delà d'un travail, c'est une seconde famille que j'ai quittée, une famille avec laquelle j'ai passé la majorité de mes week-ends, les jours fériés, les fêtes de fin d'année… L'ambiance de mon travail me manque.

Émile
(Aide-soignant, centre hospitalier)

Que faire durant cette suspension ?

Le matin, je prends mon petit déjeuner tranquillement, je me bichonne pour être bien dans ma peau. Ce petit rituel est important pour moi pour éliminer le stress, l'angoisse du lendemain.

Aujourd'hui, je commence par contacter une amie, qui a elle-même quelques connaissances intéressantes sur le plan démerde. Elle me conseille de prendre contact avec Géraldine, engagée tous les samedis matin à la manifestation des soignants et citoyens pour la liberté. C'est vrai que j'ai entendu parler de cette manifestation sans trop y prêter attention.

Samedi 18 septembre 2021, c'est le jour J pour moi. Me voilà parti à cette fameuse manifestation. Arrivé sur place, il y a pas mal de monde, je ne connais personne. Je vois des tout petits groupes en blanc, des soignants, mais d'où sont-ils ? De l'hôpital ? Du privé ? Du libéral ? Aucun visage familier. Je réalise quand même que finalement sur environ trois mille salariés de l'hôpital, on ne se connaît pas.

Je fais la connaissance de la fameuse Géraldine, une personne pleine de vivacité et très sympathique. Elle m'explique qu'une association s'est créée pour venir en aide aux personnes suspendues. Sur le champ, j'adhère à cette association qui avec le concours d'avocats, met en place une action en justice au tribunal administratif de la ville pour la défense du personnel hospitalier.

Le jour du délibéré, il pleut, le ciel est morose. Mais nous, les personnels, devant le tribunal à attendre le résultat, sommes souriants et confiants. Après des heures d'attente, notre requête est déboutée par le juge. Nous venons de perdre une bataille. Chacun repart sous cette pluie avec la larme à l'œil.

De la même manière, dans plusieurs villes de France, les mêmes affaires sont déboutées. Aucun juge n'a la force et le courage de protéger le bas de la pyramide.

Je reprends de plus belle les manifestations qui ont lieu tous les samedis. Voilà mes semelles qui écrasent le goudron d'un pas sûr et lourd pour exprimer le mécontentement d'un soignant exclu de cette société majoritairement soumise.

Durant ces trois kilomètres à arpenter les rues, le regard déterminé, je suis heureux de voir des gens de tout horizon. Ils expriment leur colère pour les uns, leur déception pour les autres.

Des drapeaux français, des pancartes, des slogans et des tambours animent cette marche. Nous sommes tous réunis pour la même cause : la LIBERTÉ.

Oui, cette fameuse liberté de pensée, cette liberté qui n'a pas de prix.

En attendant le samedi suivant pour une nouvelle manifestation, je passe la semaine à la recherche d'un emploi. Malgré ma suspension, j'ai le droit de travailler dans une autre branche que le soin.

Suspendu sans salaire, cela me fait du mal. Mon fils est grand et indépendant. Je ne l'embête pas. Il faut alors vite trouver de l'argent, les factures sont toujours là. En attendant, je dois survivre avec les quelques économies. Quand on vit seul, on ne peut compter que sur soi-même.

Je prends rendez-vous avec une assistante sociale pour mettre le maximum de chance de mon côté. J'obtiens une aide alimentaire tous les quinze jours durant quelques mois. C'est l'association Coup d'Pouce qui organise cette distribution et je tiens à remercier les membres pour leur gentillesse, leur dévouement et leur soutien.

Enfin, nous sommes samedi. Depuis ma suspension, ce jour est pour moi un refuge. Un refuge d'écoute, de compréhension, de soutien grâce aux rassemblements de centaines de personnes humaines. Je dis « humaines », car j'ai vu autour de moi, avant cette folie de soumission, des personnes fausses, arrogantes, hypocrites, prêtes à vous dénoncer sur votre schéma vaccinal.

Ce lieu de rassemblement du samedi matin est essentiel. C'est un bonheur de côtoyer des rires, de l'humour, de la joie, de l'honnêteté, de la bienveillance. On se fait la bise, on se parle de très près, on postillonne, on tousse, on se serre la main, bref nous menons une vie « d'autrefois ». Cela réchauffe le cœur et personne n'attrape le Covid. Bizarre ?

Au fil des manifestations et des kilomètres parcourus dans les rues de ma ville, des amitiés se lient. Et quand vous êtes seul, cela fait un bien fou.

Je rencontre beaucoup de monde intéressant et plus particulièrement une personne qui vit la même situation que moi, suspendue et fragile. Je vois, en cette femme, un petit oiseau tombé du nid. Pour nous échapper de cette terrible menace qu'est la « vaccination obligatoire », nous décidons de nous oxygéner le cerveau et Dieu sait si nous en avons besoin de l'oxygène !

Nous partons ainsi tous les deux une journée en montagne dans un endroit secret. Un endroit qui fourmille de mystères par ses cercles de pierres. Ce jour-là, le soleil est de la partie et inonde de ses rayons chauds la vallée ainsi que nos corps inertes allongés sur l'herbe douce. En l'espace d'une après-midi, nos chairs ont refait le plein d'énergie nécessaire pour lutter naturellement contre tous ces mensonges et l'hypocrisie gouvernementale. Il est temps de rentrer. Sur le chemin du retour, nous ne sommes pas seuls, vaches et chèvres aux sons des petites cloches complètent cette sérénité.

Je l'ai regardé sans rien dire. Le petit oiseau avait repris de l'espoir. Dans ma tête, j'ai pensé m'occuper éternellement de cet être fragile, mais la vie en a décidé autrement.

Ce temps libre me sert aussi à m'occuper de ma maman de quatre-vingt-quatre ans qui ne veut pas de « pseudo vaccin ». Elle côtoie beaucoup de monde et en deux ans par chance aucun Covid n'a frappé à sa porte.

Me voilà aussi devenu « youtubeur » (une idée de mon fils et chaque fois que je l'écoute, je m'embarque dans des situations insolites). J'ai créé une chaine *YouTube*. Chaque samedi, je prends l'habitude de faire un petit film sur la manifestation du jour. Équipé de mon smartphone et d'un support stabilisateur, je filme la marche triomphante au son des tambours de la liberté.

Quand j'y pense, durant des années comme tout bon travailleur pas fainéant, j'ai cotisé, payé des taxes, des impôts. Aujourd'hui, la société me jette à la rue sans indemnités, sans aides sociales.

Finalement cette suspension a son avantage. Elle me fait découvrir une vie sans œillères. Plus de petits chefs, plus de contraintes d'horaires, plus de mesquineries, plus d'hypocrisie professionnelle et bien d'autres. Je me dis, je vais mettre à profit cette nouvelle vie « temporaire ».

Et puis ?

Le temps passe… La recherche d'emploi est toujours d'actualité. Les balades en moyenne montagne gagnent mon cœur, la photographie irradie mes yeux, le VTT fortifie mon système immunitaire, l'Espagne m'émoustille les papilles et les rencontres ouvrent des horizons inédits, car avoir des amies et amis sur qui on peut compter est très important pour la survie.

J'écris ces lignes, cela fait maintenant quelques mois que je suis suspendu. Mes économies fondent. Je n'ai toujours pas de travail.

Comme dirait l'autre arrogant là-haut, il ne suffit pas de traverser la rue pour trouver un emploi. Malgré tout, je garde la perspective d'une vie meilleure, je reste optimiste. Je veux laisser une trace aux générations futures. Il faut que l'on sache que dans ma ville il y a encore des combattants et des durs à cuire pour la LIBERTÉ de vivre en paix.

Je ne lâche rien ! Vive la LIBERTÉ.

Ludovic
(Infirmier hospitalier)

Je suis suspendu alors j'en profite pour m'occuper entre manifestations, actions et gardes à vue.

Nous nous sommes organisés en collectif de soignants suspendus et nous envoyons par courrier postal de nombreuses demandes de rendez-vous auprès des élus locaux, en particulier le maire, président entre autres le conseil de surveillance du centre hospitalier. Ces lettres sont restées sans suite. Au vu de cela, quelques-uns d'entre nous (moi inclus) investissent la mairie de notre ville.

« Intrusion à la mairie de… » peut-on lire dans les journaux locaux. Nous, suspendus, faisons les gros titres dans les journaux !

En attendant, cette intrusion me coûte une garde à vue pour un contact d'épaule interprété comme une agression. Pour cela, on m'a puni de sept heures de garde à vue ! Rien que ça ! J'ai donné un petit coup d'épaule sans faire exprès à un pauvre agent et me voilà pris pour un hors la loi que je suis effectivement déjà. Le vilain petit canard est sanctionné.

Je fais des recherches sur internet sans tomber dans le complotisme. Je n'adhère pas à toutes les remises en question sur le Net comme celle qui affirme que la planète est plate ou toutes ces âneries. Je veux juste me tenir informé de tout ce que l'on ne dit pas à la télévision sur cette crise Covid. Je ne suis pas complotiste, je ne suis pas bête, je ne suis pas un opposant forcené. Je demande juste à m'informer, à savoir autre chose que ce qui est dit à toute la populace qui suit à genoux.

Je me sens un peu isolé.

Il y a quand même des gens qui se préoccupent de moi, il faut bien le dire. Ouais, enfin bon, je vous explique : je reçois rapidement trois textos de collègues qui travaillent dans le même service hospitalier que moi. Apparemment, tout le monde s'inquiète pour ma santé, si je suis vacciné ou pas. Ben oui, elles sont plutôt ennuyées. En fait, je m'aperçois qu'elles ne se soucient nullement de mon état psychologique.

Je rappelle tout de même que je suis suspendu. Ce qui sous-entend : plus de salaire, pas de chômage, pas de RSA. Je ne suis qu'une merde jetée à la rue.

Non, elles ne se soucient pas du tout de cela ! Pour elles, peu leur importe, chacun fait ce qu'il veut. C'est son choix qu'elles doivent se dire. Non, elles sont plutôt inquiètes pour les nuits de travail de la fin septembre. Qui va me remplacer, qui va les faire ?

– Alors Ludovic, t'es vacciné ou pas ?

J'apprends alors, comme je ne suis pas indispensable, qu'un remplaçant intérimaire fera « mes » nuits jusqu'au 31 décembre voire plus selon que je me fasse injecter ou pas. Voilà, elles doivent être soulagées, les collègues !

C'est quand même bizarre le mental, les neurones, le cerveau. Avant, j'étais quotidiennement connecté à mon compte courant pour voir si l'argent rentrait ou sortait. Ne me demandez pas pourquoi, je ne sais pas ! Cela me turlupinait toute la journée. Et depuis que ma suspension est tombée, je ne le consulte plus qu'une fois par semaine. Un déclic : plus d'angoisse vis-à-vis de l'argent !

Familialement, je suis seul. Je n'emmène personne dans mon tourbillon. Je ne compte que sur moi et mes économies. On s'inquiète autour de moi, mais j'ai mon camion. Mes parents ont une résidence secondaire. Je relativise beaucoup avec de l'humour noir.

Au pire, je ferai des passes dans mon camion ! Il n'y a pas besoin de passe sanitaire encore pour ce travail !

Tant que le moral est là, tout va bien. Ce n'est que du matériel. L'argent, ça rentre, ça sort. Je ne veux pas non plus me rabaisser et demander l'autorisation à l'hôpital de travailler en extérieur, ni demander une disponibilité ou démissionner. Je ne fais pas de PCR pour quelque activité que ce soit.

Je n'utilise pas non plus le QR code du copain comme nombreux ont pu le faire. Pour moi, cela signifierait que je participe à cette vaste ânerie. J'ai même eu des contacts pour faire un faux vaccin. Je pourrai bosser demain, mais je ne veux pas. Je ne veux pas rentrer dans le moule, faire partie des statistiques. Je veux être propre, je veux être MOI, je veux me regarder dans le miroir.

Il ne me reste qu'une solution, choper ce satané virus. Je crois que tout suspendu en est là. Avec toutes les actions, les manifestations, les bisous à celui-ci, à celui-là, et l'autre à qui je tends la paluche et que j'embrasse tendrement, je ne suis toujours pas positif, bon sang. Du coup, je fais une sérologie courant septembre. Bien évidemment, je n'ai aucun anticorps. Je n'ai jamais chopé ce bordel. Pour le coup, je suis content quand même.

Je me dis qu'il faudrait qu'on accepte de vivre avec ce virus, c'est tout.

Et maintenant ?

Quatre mois ont passé. Je suis en train de mettre en vente un bien immobilier. Je dois pouvoir tenir financièrement un moment au moins jusqu'aux élections jusqu'à ce que l'on sache ce qu'un autre abruti nous sorte comme doléances, à moins que ce ne soit le même. Là, pour le coup, je serai dans la merde.

Peut-être va-t-il falloir que j'aille vivre à l'étranger ? Je l'envisage aussi.

Pauline
(Infirmière libérale)

Plusieurs mois après, à l'heure où j'écris ces lignes, je n'ai plus trop d'espoir sur la levée des mesures. Mon passe vaccinal est dépassé. J'envisage, donc, pour pouvoir continuer à travailler d'être « hors la loi » et je suis prête à faire de même pour mes enfants. Je me suis fait une promesse que je vous livre : ce produit expérimental ne sera jamais en moi ni en mes enfants. J'apparente l'injection à un viol. Mes mots sont pesés, je sais que c'est fort et que cela peut heurter certains.

Pour terminer, je remercie ma vie, mon parcours pour la force que j'y puise tous les jours.

Je remercie mes parents pour leur amour et les valeurs qu'ils m'ont léguées.

Je remercie mon mari pour son soutien.

Et surtout, je veux témoigner au personnel soignant suspendu toute mon admiration et mon soutien ainsi que tous les autres corps de métier qui luttent dans l'ombre.

Ne croyez pas les journaux qui salissent leur image, mais venez dans la rue discuter avec des êtres humains, des professionnels, des personnes qui peuvent vous livrer une autre version de leur quotidien et de leur réalité. Toutes ces personnes ont un courage énorme et il est important que cela se sache.

2- Et maintenant, quatre ans après ?

(décembre 2023)

Barbara
(Médecin hospitalier)

Décembre 2023.

Quatre ans exactement après le début de la crise sanitaire, que sommes-nous devenus, les « suspendus » ?

Moi, Barbara, après m'être fait vacciner « de force », par obligation, en décembre 2021, pour pouvoir travailler et soigner mes patients, j'ai repris mon activité professionnelle hospitalière dans le service dans lequel j'exerçais telle une chaise qu'on a changée de place et qui retourne derrière le bureau. Tout cela dans l'indifférence générale, enfin presque… Les bouches s'ouvrent, la parole des paramédicaux se libère un peu, discrètement, à l'abri des regards, avec parfois justesse et bon sens. Je passe du statut de brebis galeuse à celui de brebis toujours galeuse, mais confidente. Avec moi, on a « le droit » de s'exprimer dans mon bureau médical. Je reçois ainsi les confidences de soignants perdus, de soignants vaccinés de force, de soignants aux effets secondaires de la vaccination. Le Covid lui est toujours dans les murs de l'établissement, pas moins ni plus méchant qu'avant la date de suspension des « réfractaires ». Mes collègues médecins m'ont boycottée, le téléphone ne sonne plus, ma porte est silencieuse, attendant quelques coups de poing qui ne viendront pas. Heureusement, à l'inverse, les patients sont là, toujours plus nombreux et plus désespérés aussi. Ils se bousculent, se frayent un chemin sur les routes glaciales du soin à la recherche de l'écoute attentive d'une médecine humaine en voie d'extinction. Quatre ans après, et le climat hospitalier reste très rude et hostile, même encore aujourd'hui, à l'heure ou je termine d'écrire ces quelques mots. Covid ou pas Covid, vaccinés ou pas vaccinés, la déstructuration hospitalière et des vocations se poursuit au nom, non plus de la sécurité, mais de la rentabilité.

Mikeline, a choisi un lieu où personne ne la connaissait. Personne ne sait qui elle est ni ne connaît son parcours. Elle a débuté un nouvel emploi en tant qu'infirmière dans un EHPAD en milieu rural. Son regard reste critique : les conditions de travail sont pénibles, peu de personnel, beaucoup à faire, l'équipe est en souffrance. Selon elle, les choix faits par la direction semblent davantage motivés par la nécessité de tenir un budget à l'équilibre que par le bien-être des soignants ou des personnes accueillies sur l'établissement. Elle suit parallèlement une formation en réflexologie et souhaite en faire d'autres dans le milieu du bien-être. Elle sait bien au fond d'elle-même qu'elle est devenue une autre personne.

Pour reprendre ses propos : « Suspendue un jour… Suspendue toujours… »

Léonie, a tenu bon, en arrêt d'activité sans droit à aucune aide, en faisant du baby-sitting chez des amis. En avril 2022, elle a attrapé le Covid et a pu réintégrer l'hôpital pour quatre mois. À son retour, elle a été changée de poste contre son gré en passant d'auxiliaire puéricultrice à la maternité à agent en spécialité ORL. Elle a ensuite de nouveau dû arrêter son travail. En mai 2023, elle a eu le droit de réintégrer l'hôpital, mais à un poste ne correspondant pas à ses compétences de puéricultrice, en dehors de la maternité. Finalement, après plusieurs mois de négociations auprès de sa direction, elle a fini par pouvoir réintégrer ses fonctions à la maternité, au départ de nuit puis de jour. Un encadrement lui a été imposé durant quelques semaines par une collègue, car de nouveau considérée par sa cadre comme une « débutante » dans le métier, puis enfin seule autonome comme elle le faisait avant sa suspension. Sa vie personnelle a maintenant pris le pas sur son travail qu'elle continue de faire cependant consciencieusement.

Émile, vacciné de force par extorsion de consentement, a repris son métier d'aide-soignant dans son service à la stérilisation centrale de l'hôpital. Sa motivation au travail est maintenant strictement alimentaire. Il n'a plus confiance en l'hôpital qui à ses yeux le traite comme un pion. En 2023, il décide de reprendre sa vie en main. Tout en poursuivant pour l'instant ses fonctions hospitalières, il prépare une formation de pilote de drone professionnel. « Une fois mon diplôme en poche, je serai de nouveau autoentrepreneur, loin de toute cette folie politico-sanitaire. »

Ludovic, infirmier en rééducation fonctionnelle, est réembauché, suite à une infection au Covid, au sein du même hôpital non pas dans son service d'origine, mais dans un autre : en gériatrie. Il travaille de nuit afin d'avoir le moins d'interactions possible avec ses cadres et sa hiérarchie, et ce pour une durée de quatre mois. Il est ensuite suspendu une deuxième fois. Il reste sans emploi et sans aide au chômage puisque n'y ayant pas droit et parce qu'il n'a pas l'intention de se faire vacciner. Son espoir ? Qu'il « réussisse » à attraper de nouveau le Covid ou que les directives politiques changent… En juin 2023, son administration l'autorise enfin à reprendre ses fonctions hospitalières, mais toujours de nuit en gériatrie, sans retour à son poste avant suspension et sans concertation avec sa direction. Il reste malgré cela encore motivé dans son activité professionnelle.

Pauline, s'est fait « vacciner » et a repris son activité d'infirmière libérale. Elle a perdu son élan. Fin 2023, les choses sont encore difficiles et elle reste très éprouvée psychologiquement. Probablement à jamais.

ÉPILOGUE

Barbara
(Médecin hospitalier)

Finalement, au terme de ces quatre années et de toute cette expérience, j'ai ouvert la porte de chez moi. Je n'ai pas pris la porte, mais je l'ai donnée. J'ai « donné » ma porte aux soignants : ils sont venus, j'ai discuté avec eux et surtout je les ai écoutés.

Écouté non pas de l'autre côté du bureau médical, mais chez moi tous assis les uns à côté des autres, bravant très courageusement les gestes « barrières ».

La parole s'est libérée. Tous ces soignants m'ont aidée de par leur humilité, leurs doutes, leur bon sens, leur finesse d'analyse du système hospitalier, chacun sous un angle différent, avec son vécu, son histoire. Nous avons fait tomber les masques et briser les barrières de « castes » : plus de médecin, infirmière, aide-soignant, secrétaire.

Nous ne sommes pas « soignants » par erreur, mais par passion ou par conviction.

« On » nous a exclus du système professionnel.

Au nom de quoi ? Parce que nous avions des idées différentes ?

Et même si nos pensées n'étaient pas les bonnes, même si nous étions pour certains dans l'erreur, cela justifiait-il de nous mettre en dehors de la société et de nous traiter comme cela ? Pourquoi ? Pour qui ? De quel droit ? Pour protéger les patients ? Les protège-t-on s'ils n'ont plus de référents de santé ?

Ce qui nous est arrivé est bien plus qu'une suspension professionnelle, c'est une « punition » financière, mais aussi une destitution sociale, une destruction psychologique, une désintégration morale.

Il y a un « avant » et un « après » le 15 septembre 2021.

J'ai compris, enfin je crois que j'ai compris : ce qui nous lie, malgré nos parcours de vie si différents, c'est notre libre pensée, notre besoin de cohérence et de sens. Nous ne nous sommes pas rencontrés par hasard, nous sommes liés par des valeurs humanistes plus fortes que toutes les oppressions.

Oui, croire (encore et toujours) en l'homme et défendre la Liberté.

À tous ces soignants suspendus sur mon chemin, je veux leur dire : « merci » ! Merci pour leur courage ! Merci de m'avoir aidée, de m'avoir éclairée et de m'avoir fait confiance en se livrant ainsi à moi en toute sincérité.

Ce sont nos témoignages, précieux, justes, en équilibre, sur le fil… de la vie.

Voici ce qui nous lie…

À tous les suspendus (pompiers, gendarmes…)
Aux soignants…
Suspendus ou non,
À ceux qui nous liront…

REMERCIEMENTS

Barbara,
À ma famille, mes enfants pour leur amour et leur soutien indéfectible.
À ma sœur, pour sa présence constante et sa relecture avisée.
À mon ami Jean pour son soutien et sa relecture attentive.
À mes compagnons de route, les soignants suspendus, qui resteront dans mon cœur à jamais.

Mikeline,
À mon mari, à mes enfants qui ont trop souffert de me voir souffrir.
À ma collègue et amie Coco.
À toutes les personnes que j'ai rencontrées ou simplement croisées et qui m'ont permis de tenir.
Aux associations qui ont aidé financièrement les suspendus et qui me permettent encore aujourd'hui de me sentir soutenue et entourée.
À tous les soignants qui ont témoigné dans ce livre.
À tous les professionnels suspendus.
MERCI !

Léonie,
À mon mari pour son soutien sans faille.
À ma famille pour sa présence, son aide et sa compréhension.
À belle-maman pour son engagement dans cette cause infaillible et sa mobilisation.
À mon amie soignante et suspendue avec qui j'ai pu partager mes doutes et mes craintes.
À mon rayon de soleil qui a été le moteur pour ne rien lâcher.

Aux personnes rencontrées dans ce tourbillon de vie.
À tous les soignants suspendus.

Pauline,

Je remercie mon mari pour son soutien, sa confiance et son engagement.
Je remercie la vie pour cette étape riche en relations, en leçons, en partage… Nous sommes prêts pour le prochain chaos ! On ne pourra plus nous mentir !
À la vie !

Structures éditoriales du groupe L'Harmattan

L'Harmattan Italie
Via degli Artisti, 15
10124 Torino
harmattan.italia@gmail.com

L'Harmattan Hongrie
Kossuth l. u. 14-16.
1053 Budapest
harmattan@harmattan.hu

L'Harmattan Sénégal
10 VDN en face Mermoz
BP 45034 Dakar-Fann
senharmattan@gmail.com

L'Harmattan Cameroun
TSINGA/FECAFOOT
BP 11486 Yaoundé
inkoukam@gmail.com

L'Harmattan Burkina Faso
Achille Somé – tengnule@hotmail.fr

L'Harmattan Guinée
Almamya, rue KA 028 OKB Agency
BP 3470 Conakry
harmattanguinee@yahoo.fr

L'Harmattan RDC
185, avenue Nyangwe
Commune de Lingwala – Kinshasa
matangilamusadila@yahoo.fr

L'Harmattan Congo
219, avenue Nelson Mandela
BP 2874 Brazzaville
harmattan.congo@yahoo.fr

L'Harmattan Mali
ACI 2000 - Immeuble Mgr Jean Marie Cisse
Bureau 10
BP 145 Bamako-Mali
mali@harmattan.fr

L'Harmattan Togo
Djidjole – Lomé
Maison Amela
face EPP BATOME
ddamela@aol.com

L'Harmattan Côte d'Ivoire
Résidence Karl – Cité des Arts
Abidjan-Cocody
03 BP 1588 Abidjan
espace_harmattan.ci@hotmail.fr

Nos librairies en France

Librairie internationale
16, rue des Écoles
75005 Paris
librairie.internationale@harmattan.fr
01 40 46 79 11
www.librairieharmattan.com

Librairie des savoirs
21, rue des Écoles
75005 Paris
librairie.sh@harmattan.fr
01 46 34 13 71
www.librairieharmattansh.com

Librairie Le Lucernaire
53, rue Notre-Dame-des-Champs
75006 Paris
librairie@lucernaire.fr
01 42 22 67 13

www.ingramcontent.com/pod-product-compliance
Lightning Source LLC
LaVergne TN
LVHW021232061026
849535LV00008B/3027
* 9 7 8 2 3 3 6 4 5 1 2 6 8 *